ちくま文庫

自由な自分になる本 増補版
SELF CLEANING BOOK 2

服部みれい

筑摩書房

本書をコピー、スキャニング等の方法により無許諾で複製することは、法令に規定された場合を除いて禁止されています。請負業者等の第三者によるデジタル化は一切認められていませんので、ご注意ください。

装丁　中島基文
イラスト　平松モモコ

もくじ

文庫版によせて　まえがきのまえがき ——— 6

あたらしい自分になるって
自由な自分になるってことなんだ
まえがきにかえて ——————————— 8

1 からだから自由になる
呼吸法のこと ————————————— 14
冷えとり健康法　あれから　前編 ——— 44
新　食べものと食べかた ——————— 70
文庫版新章 もう一度　食べものと食べかたの話 — 96
布ナプキン　その後のはなし ————— 116

2 こころから自由になる
冷えとり健康法　あれから　後編 ——— 142
続　ホ・オポノポノ ————————— 162
ことばは魔法 ———————————— 186
自由になるためのちいさなティップス — 208

3 たましいから自由になる

数秘術 ——————————————— 232

前世療法 ——————————————— 260

4 達人たちにまた会ってきた

蜂屋佑樹さん ——————————————— 286

才田春光さん ——————————————— 302

はづき虹映さん ——————————————— 320

自由な自分になっていくときに起こりうるリスト —— 338

あとがき ——————————————— 340

文庫版 あとがきにかえて ——————————————— 342

解説 川島小鳥 ——————————————— 344

●本書で紹介しているお店や商品についての情報は2017年1月現在のものです。変更の可能性もありますが、ご了承ください ●本書で取り上げている各方法の効果については、著者本人の体験に基づいて記述しており、個人により異なることをあらかじめご了承ください
〈初出一覧〉本書は書き下ろしに、次の初出誌原稿に加筆修正したものを加えてまとめています。「冷えとりで育った僕のここだけのはなし」別冊マーマーマガジン body&soul 冷えとり健康法/「数秘術で『わたし』を知る方法」マーマーマガジン no.16

文庫版によせて
まえがきのまえのまえがき

みなさん、こんにちは！『あたらしい自分になる本』に続き、『自由な自分になる本』が初版の発売から約4年の歳月を経て文庫化されることとなりました。

今回、あらためて、『自由な自分になる本』を読み返してみたら……おもしろかった！（おっと、自画自賛!?）……いや、自画自賛したいというより、自分の思いや伝えたいことは、時を経ても変わらないのだなと思ったし、今こそこの内容について、「ああ、そうかも」とか、「わかるわかる！」という方向に、時代全体がより向いているかもしれないな、と感じました。

もっといってみたら、「自由になりたい」という気持ちを前よりももっと表現する人が増えたし、そういう暮らしや生きかたを選択する人もあちこちに見受けられるようになった、といったらよいでしょうか。

自由な自分って、たのしいんです。のびのびしてます。
リラックスしていて、楽です。
誰かに依存もしないし、かといって、甘える強さももっています（時に貸しをつくることができるのも、大人の技、ですよね／ウインク）。

自由な自分は、いつも自然です。

「頭」ではなくて「からだ」本位です。
他人軸ではなく、自分軸です。
自立しているか、自立する方向に向かっていて、無の境地ないしは、無の境地に向かう道の途中にあります。
余裕があります。心配ごとや困ったことが起こっても、対処できます。スムーズです。

自由な自分は……そう、幸福なんです。しかもその幸福はどんどん拡大していくという性質をもっているようです。

わたし自身、「あたらしい自分」＝本来の自分に出合う旅を続けた結果、「自由な自分」に出合うようになりました。本来の自分自身で生きるということは、とても、快適なことなのですね。そうして、快適に暮らしていると、おのずと、まわりや関わる人もしあわせになっていくという事実をたくさん目のあたりにしてきました。

なお、この本でご紹介している知恵の数々は、あくまでわたし自身が試してみてよかったよ、おもしろかったよ、というものです。みなさんご自身、この本の中からでもよいし、また世界中にあるたくさんの知恵の中から、ぜひヒントを得てみてください。
自分がゆるんでいく、ほどけていく、そうして、より自由になっていくヒントを見つけるきっかけにこの本がなったなら、こんなにうれしいことはありません。

うつくしい冬の空気に包まれた山あいの町で
2017年　著者しるす

あたらしい自分になるって
自由な自分になるってことなんだ
まえがきにかえて

みなさん、こんにちは!

『あたらしい自分になる本』の単行本が2011年1月に発行
されてから月日が経ちました。

最初、あの本をあけた人は、
ちょっぴりびっくりしたんじゃないかしら……。
(今この本をはじめてあけた人も、びっくりなさっている
かもしれませんが)

だって、ものすごくなれなれしい、この話し方!

「えーっ、ずいぶん変わった本!」
そう思った方もいたかもしれません。

(実は、『あたらしい自分になる本』は最初、超まじめ文体で書かれた本だっ
たんです。でも、みなさんがまだ知らないかもしれない知恵をまじめに書い
てみたらなんだか違うなって思って、ぜーんぶ書き直したところ……
なぜかこんな、おしゃべり口調になってしまったんです! 不思議!)

それなのに……とーってもたくさんの方が、
読んでくださいました。
くり返し、何度も何度も、読んでくださる方もいます。

そうして、冷えとり健康法をはじめとした、
「自分があたらしくなる」知恵によって
どんどんと、あたらしくなっていく人が増えているみたい
なんです。

また、『あたらしい自分になる本』が出て、
約1か月後にあの大震災がありました。

あたらしくなりたい／なりたくないに関わらず、
有無をいわせないちからで、
ところてんが天突きから押し出されるかのように
あたらしくならざるをえない、
そんなこの数年間だったようにも思います。

わたしはあいもかわらず、
冷えとりをして、瞑想をして、
ホ・オポノポノのクリーニングをし、
白湯(さゆ)を飲み、オーガニックコットンの服を愛用しています。
部屋の大浄化もあれからたびたびしています。

でも、季節がうつりゆくように
『あたらしい自分になる本』でご紹介してきた内容も
少しは、バージョンアップしてきたように思います。
(アップというより、深まってきたといったほうがいいかしら)

今も、あたらしい自分に出合う旅の途中です。

この本では、この2年間で、深まったこと、
さらに、あたらしく出合ったことを
みなさんにお話したくて、書きはじめました。

あたらしい自分になって、たくさん着ていた服たち
(そう、思い込みや罪悪感や恐怖心や虚栄心や見栄や強欲
といった服たち！　ああ、なんとたくさんの服を着ている
ことでしょうか！)
を1枚1枚脱いでいったら、自分が前よりももっともっと
自由になっていることがわかりました。

そう、あたらしい自分になるって、
自由な自分になっていくことなのネ。

「ホ・オポノポノ」のイハレアカラ・ヒューレン博士も
いってました。
わたしたちが欲しいのは、
お金でも、伴侶でも、子どもでも仕事でもなく
自由なのだ、って。

わたしもそう思います。

わたしたちは、最後は自由になりたいのだと思う。
しかも、究極的には、自由な自分になるって、
実は、自分から自由になるってことなのですよね。

人はみんな、この地に生まれ落ち、
自分の役割を知って（誰にでも役割っていうのがあるみた

いなんです！)
そうして、その役割をまっとうしているとき
つまり「自分自身」そのものになっているときに幸福感を感じ、
そうして、幸福感の中で、さらにあたらしくなって、
自由になっていく。

本来の自分自身になればなるほど、どうやら自分から自由になれるみたい。

(なんだか禅問答みたいですけれどもネ！　でも本当にそうだと思う！)

あたらしい自分になる旅を続けて、
ふとふりむいたら、あらびっくり！
前よりずっと自由な自分がいた。

そんなのって、なんだか、たのしいですね。

さあ、自分から自由になっていく旅、
ぼちぼちはじめてみようか！

(いや、これは本当に、何にもかえがたい、味わい深いスペシャルな旅だよ)

自由になること、幸福になることを自分に許可して、存分に、たのしんでくださいね。

1
からだから自由になる

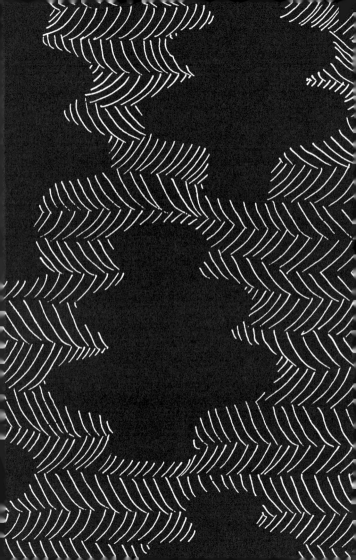

潜在意識をきれいにする
呼吸法の
こと

わたしたちは、数日間ごはんを食べなくても
生きていくことはできるけれど、
もし数分間でも、呼吸をしなかったら……?
そう、呼吸は生きていく上で欠かせないもの。
からだやこころの元気がないと呼吸は浅くなり
調子がいいと、深く、長くなっていく。
逆に、よく吐く呼吸をこころがければ……
イエス! からだもこころも元気になっていく。
たっぷり吐いて、気持ちよく、リラックス。
さあ、呼吸を通して自分自身を解き放っていくよ。

あたらしい自分が出合ったのは

『あたらしい自分になる本』でご紹介したとおり、わたしは、「あたらしい自分」になるためにいろいろなことを試したよ。

弱かったからだをよくしたかったし、なによりくよくよしたり、愚痴をいったり、怒ったり、あとは……なんでも他人や会社、社会のせいにしたり、もう、そういう自分にうんざりしていたから、ネ。
もっといえば、「外側」に依存して生きている自分に、いいかげん、いやけがさしてしまったのだと思う。

もちろん、わたしはどんどんあたらしくなっていった。でも、だからといって「ここでおしまい」ってことはないんだよね。あたらしい自分になっていくたびに、あたらしい人と出合い、あたらしい課題が出てくるものなんだよね。

あれは、2011年あたりのこと。ひょんなことから、呼吸法を教えている加藤俊朗先生に出合うことになったのね。

①いろいろなこと
冷えとり健康法、アーユルヴェーダ（白湯飲み、食事法、瞑想など）、部屋の大浄化作戦、布ナプキン、オーガニックコットンの服を着る、アファメーション、ホ・オポノポノなどなど

②課題
ホ・オポノポノ／ひいては「記憶」

もともと、ヨガの呼吸法も少しだけだけれどやっていたし、冷えとり健康法の本にも、呼吸の大切さについてはしっかり書いてあって、大事なことだなあと思って自己流ではやっていたんだけれど、あらためて習ったりしたことはなかったの。

習いたいなあ、興味あるなあと思っていたら、ある日、加藤俊朗先生の講座のゲストに呼んでいただいたんです。

あれは、その講座の打ち合わせの日でした。寒い日でね……。
わたしは、その日、乙女デー２日目で、顔を真っ青にして、打ち合わせの場所まで行ったのでした。

そうしたら、『あたらしい自分になる本』を読んでいた加藤先生が、わたしの顔見てこういったの！

「アンタ、ひよわだな。俺、元気」
「アンタ、ひよわ。俺、健康体」

③呼吸法
加藤メソッドの呼吸法。フェルデンクライスの講師で、産業カウンセラーでもある加藤俊朗さんが開発した呼吸法で、からだとこころにたましいを融合させ、人間の内部に眠る能力を目覚めさせます

④加藤俊朗先生
加藤メソッド代表。全国各地で呼吸レッスンを行うほか、著書も多数。詩人・谷川俊太郎さんの呼吸の先生でもあります。たましいの世界の先生という威厳をもちながら、どこか子どもの無邪気さがあってチャーミング。日記もとってもおもしろいです
katotoshiro.com

最初はびっくりして、でも、もう、爆笑するしかなくて、
「はい、確かにわたし、ひよわです」っていったよ。
本当のことだものネ。

そうして、いろいろなことをお話するうちに、なんだか
不思議と盛り上がってて、帰り際加藤先生、こういった。

「アンタ、ひよわだと思ったけれど、明るくていいよ。
ひよわがよくなって、元気になったんだな」って。

なんだか胸がいっぱいになっちゃった。
先生って厳しいんだけれど、愛がいっぱいで、いやもう、
ただただ愛の人で、一緒にいると、自然に元気がわいて
くるんだよね。

潜在意識が自分を動かしている！

それからほどなくして、わたしが編集長を務めている

⑤「アンタ、ひよわ……」
のっけからこういわれて、「わ、わたし、た、試されている！」と思いました。で、「ここは、反発したりせずに素直にいこう」と思い、「はい、ひよわです」といいました。そうして1時間くらい話したら、最後に「もうひよわじゃないね」っていわれてホロリときちゃって（単純すぎる）、すっかり加藤俊朗先生ファンになってしまったのでした

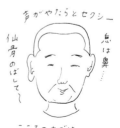

『マーマーマガジン』編集部のスタッフに、1〜2週間に1度、呼吸レッスンを行ってもらうことになったの。

加藤先生の呼吸レッスンは2時間。まずお話があって、残りが呼吸レッスン。

そのネ、お話がいいの。毎回、とってもぐっとくるんだけれど、かなりぐっときた話は、これです。

潜在意識の話。
この図を見て。

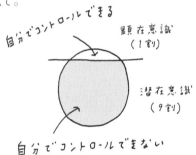

約1割が顕在意識。
残りの約9割が、潜在意識。

⑥ 顕在意識
感じる、考える、気づくといった、こころが表面に現れている部分。意識全体のうちの1割以下といわれています

⑦ 潜在意識
意識全体のうちの9割以上をしめる、表面には出てこないこころの部分。顕在意識や行動に強い影響を及ぼします

自分でコントロールできるのは、顕在意識のほう。
残りの潜在意識のほうは、自分ではコントロールできないのね。

つまり、顕在意識で、「明日からがんばって仕事をしよう!」と思っていたとしても、潜在意識のほうで、
「自分には自信がない」とか
「職場の××さんが苦手」とか
「ほかに本当はやりたい仕事がある」
とかいう思いがあったりすると、自分では知らないうちに勝手にブレーキをふんでしまうわけ。

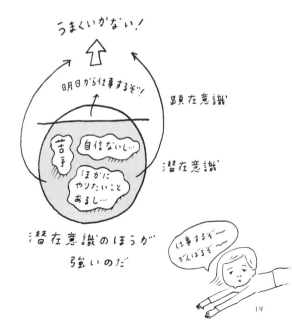

だから潜在意識をきれいに掃除しておかないと、何かを実現するのは難しい、というわけなんだよね。そのクリーニングの方法が、呼吸の「吐く」、ということなの。息をしっかり吐けば吐くほど、潜在意識はきれいになっていく。

加藤メソッドは、とにかく、吐く。あとは力を抜くだけ。（「はい、吐いてください。力を抜いてください」とはいうけれど「はい、吸ってくださーい」とはいわないのね。ここが大きなポイント！）

そうして、たくさんたくさん、おなかで吐いていくうちに、どんどんこの潜在意識がきれいになっていくというわけ。おもしろいでしょう？

息を吐いて潜在意識をきれいにする

この呼吸をやって、変わったことはたくさんあるよ。

まず、職場の雰囲気。呼吸レッスンは、『マーマーマガジン』という雑誌の編集部で行っているのだけれど、とにかくムードが変わってきた（もちろん、長であるわたしが変わったことの反映といえばそれまでだけれど）。

なんというのかな、頭に気がのぼっていた前よりは、肚（はら）のほうに気がいくようになって、各自、「自分が何をし

たらいいかよくわかっている状態」になったと思う。

それぞれが自分の役割をしっかり果たすようになった。
どっしりした、というのかな。

きりっとしてきたといったらいいかな。

顔つきがみんな変わってきた。

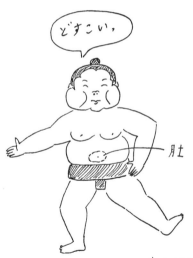

肚に気があると、どっしりと
落ちついた自分でいられる

肚がすわってる、
なんていいますよネ

それもただ「どしっ」とか、「きりっ」としているのではなくて、外側はやわらかく、中心の軸はある、という感じ。
そりゃそうだよね。潜在意識のところがもやもやもやもやしていたら、いい仕事なんてできないもの。この図のように……。

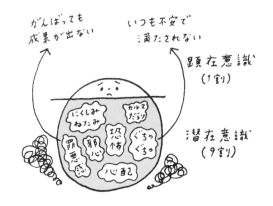

ね。でも、
潜在意識のところがきれいになればなるほど、仕事だってスムーズにいく。この潜在意識のところが

◎安心、安全、感謝

そういったもので満たされていたら、いつもほがらかだし、何かあっても動じない自分になっていける。

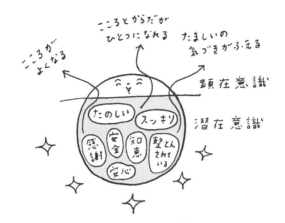

そう、しっかり吐ける自分になって、潜在意識がきれいになっていくと、気が丹田のところにおさまるようになるのね。
ほら、「あの人どっしりしてる」なんていうじゃない？
まあ、いわゆる達人だよね。そういう人というのは、みんな、気が肚のところにおさまっているんだって。

でも、

◎不安や心配でいっぱいの人
◎怒っている人
◎自分が何をしたらいいかわからない人
◎不平不満ばかりいっている人
◎悲しみでいっぱいの人

は、気が頭のほうにのぼっていってしまっている。呼吸の回数だって多いし、浅いんだって。

実際、わたしも「こころもからだもボロボロだったころ」というのは、呼吸が浅くて、歩いているだけで苦しくなるようなこともあったの（！）。ひどいよね……。深い呼吸なんてぜんぜんできていなかった。あのころの自分に教えてあげたいよ。
「息をたくさん吐くといいよって」。

そうそう、自律神経って知ってる？　自律神経というのは、呼吸器や内臓、血管、汗腺などの働きをつかさどっているものなの。この自律神経は、基本、自分ではコントロールできないよ。でもネ、呼吸だけは意識をすればコントロールできる。自分で操作できるの。

⑧呼吸の回数
「吐いて吸って」を1回として計算して、1分間に何回呼吸をしているか、ふつうの状態で呼吸をして、はかってみて。「ノーマン・E・ジンバーグ賞」受賞のアンドルー・ワイル医学博士とも親交のあるヘンドリックス博士の研究結果によると、1分間に、13回程度だと普通、15回以上だとストレス信号。20回以上だと要注意だそう。呼吸レッスンを受けた後で数えると、わたしは4回くらいです（2013年6月現在）

⑨自律神経
自分の意志ではコントロールできない神経で、呼吸器、消化器、血管器系、内分泌腺、生殖器などの機能を促進または抑制し、調整します

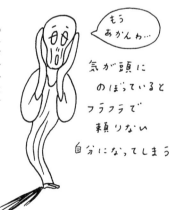

だから、しっかり吐く、ということを毎日の日課にしたら、だんだんと潜在意識もきれいになって、気だって、肚のほうへと落ちていくはずなんだよね。

潜在意識が人生も変えていく

変わったといえば、職場の雰囲気だけでなく、人生の変化を遂げている人も続出しています。

◎将来、何をするか定まってきた人
◎どこか弱々しかったのが頼もしくなってきた人
◎本来の自分の仕事を探す気になった人
◎結婚することが決まった人
◎恋人ができた人

などなど。

⑩結婚することが決まった人
実は、これ、わたしの話なんです。この話だけでも、1冊分はかけるくらいの話があるから……というわけではないのですが、『恋愛呼吸』(中央公論新社=刊)という本を加藤先生との共著で発行することになりました。みなさんの恋愛や結婚の問題をクリーニングするよいヒントになったらうれしいです。また『マーマーマガジン』17号(セックス特集内「ごぶさたガールのための聖なる性4つのご準備ガイド」恋愛呼吸 エムエム・ブックス=刊)にも、そのダイジェスト版が掲載されています

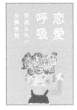
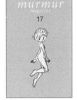

簡単にいえば、しっかりした人間にひとりひとりがなってきた。

もちろん、このわたしもその一人。

わたしはね、

◎仕事の上で何をいちばん大事にしたらよいかわかってきた
◎プライベートが自然に充実してきた
◎自分の望みが早く叶うようになった
◎前よりも凛とした自分になった
◎自分の役割がはっきり自覚できるようになってきた

また、とても現実的な面でいえば、緊張するような場面や、たくさん仕事をしすぎて、気が頭のほうにのぼっているようなときに、呼吸法を行うと本当にすばらしいの！　短い時間でも深い呼吸をすると、びっくりするほど落ちついてくるよ。

そう、いつでもどこでも自分でできる、っていうところが呼吸法のすばらしいところなの。

⑪**眠る前でも**
この呼吸法はどんなときに行ってもよいといわれていて、わたしも家や仕事場、移動中、外出先と、どこでも気づいたら行っていますが、眠る前がもっとも効果的なのだとか

半身浴中でも、移動中でも、立っていても座っていても、眠る前でもいい。
とにかく、気がついたら、気軽に、いつでもどこでも加藤メソッドの呼吸法を実践しているよ。

いつでもどこでも呼吸法を

さて、加藤メソッドの呼吸法ってどんなふう？って思うよね。やりかたはとっても簡単。たとえば、座ってやるとする。こんなふうに行うよ。

加藤メソッド呼吸の方法

①息は鼻でする

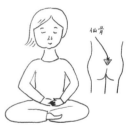

②仙骨を立てる

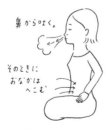

③おなかで吐く

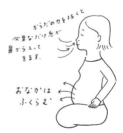

④からだの力を抜く

ポイントは、吐くときに、おなかがへこんで、へこんだら、次は、ただ力を抜くだけ、ということ（力を抜くときに、自然に息を吸うのだけれど、このとき、吸うことは意識しません。ただ、自然に、からだの力を抜くと、必要なだけ息が鼻から入ってきます。そのときにおなかはふくらみます）。

いい？
鼻で息をするんだよ。

大切なのは息を吐くとき、スムーズにおなかをへこませること。その後力を抜くときもスムーズにやる。いきなりおなかがふくらんだり、へこんだりしないようにね。

これを何度も繰り返します。

おなかでやったら次は丹田。

丹田は、おへその下9センチのところにあるの。

今度は丹田に意識を集中させて、吐くようにする。加藤先生は、いつも丹田と足の裏が大事といっている。あと

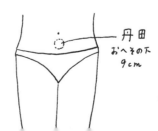

肛門もね。このあたりのことは、ぜひ加藤俊朗先生の本を読んでみてね。

さらに、レッスンではこの静かでゆっくりとした呼吸をたっぷりやったあと、
「ふっ、ふっ、ふっ、ふっ」と短い呼吸をたくさんやるよ。「ふっ」のときに吐くのね。

「吐く、吐く、吐く、吐く」とずっと吐きつづけるの。

「ふっ、ふっ、ふっ、ふっ……」

これ、何分くらいやっているかな。
1～2分……。長い時は何分かわからないぐらい……。

あるときなんて、こんなことがあったよ。

⑫加藤俊朗先生の本
CDやDVDがついているから、実践したい人におすすめです！
『呼吸の本』(谷川俊太郎さんとの共著、サンガ＝刊)、『呼吸の本2』『呼吸のノート』(サンガ＝刊)、『人生が変わる 呼吸の教科書』(中経の文庫)

吐いたら答えがやってきた

うちの編集部にH君というアルバイトさんがいて、その人は、カメラマンとしても仕事をしていたの。でも、肩書きはカメラマンなんだけど、お金にならないことが多くて、当時、食べていけてなかったのね。

一方で、H君は、とても繁盛している中華料理屋さんをオープンのときからスタッフとして支えた経験があって、多くの人から、飲食店をやるようにいわれてきた。その繁盛店のオーナーさんからも「H君、店出さないかい」なんてよくいわれてた。

いや、オーナーさんからだけじゃない、いろいろな人から、H君は店をもって、生計をそこで安定させて、そうして、あいた時間で写真を作品として撮るのが向いているよと、ことあるごとにいわれてきたらしいの。

でも、H君は一向に飲食店をはじめない。写真ではたいしてお金はもらっていないから、食べていけない。H君と親しい人の間ではずっとこのことが話題だったのね。

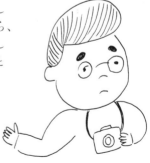

そうしたら呼吸レッスンでもね、自然とこの話題になって……そうして、とうとう加藤先生が、H君にお話をしはじめたよ。

加藤「いいかい、H君、もういいかげん決めないといけないよ。君は42歳なんだろう？　どうやって食べていくんだい？　写真で食べていけているのかい？」

H君「いえ…」

加藤「どうするんだい、じゃあ？」

H君「……」

加藤「じゃあ、黒板に書くよ」

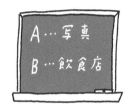

加藤「H君、どっちをやるんだい？」

H君「いや……その……」

加藤「今決めるんだよ！　サイコロを振るように人生を決めるの。今決めなかったら、いつ決めるんだい？　写真は厳しいよ。今だって食べていけていない。飲食店のほうは、助けてくれる人もいる。たくさんの人が向いているといっている」

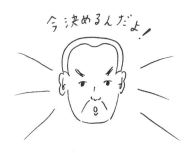

H君「……」

加藤「H君、いいかい。健康には4つの健康があるんだよ」

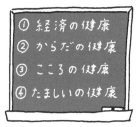

加藤「この4つが車輪だとする。ひとつでもパンクしていると車は走れないんだよ。経済も大事なんだよ。意味わかる？」

H君「は、はい。よくわかります。身にしみてます」

加藤「じゃあ、写真で食べていけてるの？　これからも

食べていけるの？」

H君「……い、いえ……」

加藤「じゃあ、どっちに進むんだ？」

H君「……でも、僕……写真を……Aを捨てられないです……」

加藤「じゃあ、写真で食べていけるの？」

H君「……」

加藤「仕事というのは人によろこばれることをするものなんだよ。自分の得意なこと、自分がやって人がよろこぶことは何なんだよ、H君」

H君「……」

加藤「……」

H君「……」

加藤「じゃあ、とにかく呼吸をやろう」

そうして、さきほど27ページで紹介した呼吸を続けたんです。

◎おなかでゆっくり吐く
◎丹田でゆっくり吐く
◎おなかで早く吐く
◎丹田で早く吐く

そうしてみんなで4つめの呼吸を「ふっ、ふっ、ふっ、ふっ」とやった直後、加藤先生は、H君にこう切り出しました。

加藤「さあ、H君、AかBかどっちだい？」

H君「Bです（きっぱり）」

飲食店！！！！！！！！

このとき、わたしたちギャラリー数名はのけぞったよ！時間にして1時間半。加藤先生がいくら話しても埒があかなかったのに！　呼吸をしたら、H君、一気に素直になったの！

「B」っていやいやいった感じじゃなくて、すーっと出てきたのね。

しかもH君がいうには、「呼吸レッスンをしている間中、ずっと飲食店を開くことを考

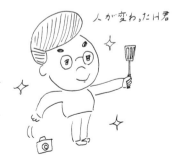

人が変わったH君

えていた」のだって。

潜在意識のところではもう、自分が何をしたらいいかわかっていたのかもしれないね。

今、現在のH君は……

ちなみに、現在のH君はどうしているかといいますと……。⑬

ぶじ飲食店を経営しています！　といいたいところですが、実は……

今、『マーマーマガジン』編集部で働いているの（！）。

あの「B（飲食店）！」といった日から約半年が過ぎ、そうはいっても、なかなか飲食店の準備をはじめない様子に、我が編集部のスタッフたちが業を煮やして、ある冬の日にね、H君宅の大断捨離をやったのね。4人のス

⑬さらに現在のH君
この本が発売となった2013年のさらに後、H君は『マーマーマガジン』のユーストリーム放送で結婚相手を募集。お見合いで見事「マーマーガール」（読者の方）と結婚。編集部が岐阜・美濃への移転に伴ってお二人とも移住されました。最初、お二人とも編集部で働いていたのですが、いろいろあって、現在、H君のほうは岐阜市内の中華料理店で（！）元気いっぱい働いています

⑭スペースクリアリング
『あたらしい自分になる本　増補版』（服部みれい＝著　ちくま文庫）110ページ「部屋の大浄化作戦」参照。4人のスタッフで、すごい勢いで「処分」の手伝いをしました

タッフで、H君宅のスペースクリアリングを行ったってわけ。『あたらしい自分になる本』でいう、部屋の大浄化作戦だね。

最初は、H君、とっても憂鬱そうだった。でも、部屋が片づくころには、満面笑顔になって、みんなに「ありがとう、ありがとう……、ひとりではできなかったよ」と何度も御礼をいっていたよ。

実は、その頃、H君の昔の仕事仲間が、すでに繁盛店を経営していて、第2号店を一緒にやろうと誘ってくれていたのだけれど、急に都合が悪くなって延期になってしまったのね。それで、まあ、いろいろあって、我が編集部で常駐で働くことになったんです。もともとお手伝いだったのだけれど、正式なスタッフになったんだよね。

今では、服装も髪型もすっかりすっきりして、毎日一生懸命、働いているよ。

呼吸法をしたから、じゃあ、すぐに希望通りに人生ががらっと変わるかといったら……もちろんそういう人もい

⑮**正式なスタッフになった**
それまでは短期で、アルバイトを頼んでいたのだけれど、知人の飲食店の2店舗目を出す話がなくなったことがわかったころ、我が編集部でも急遽スタッフが足りなくなって、営業の仕事をしてもらうことになりました

⑯**服装も髪型もすっかりすっきりして**
以前は黒っぽい服が多かった（というよりほとんど身なりに気を配っていなかった）H君ですが、クローゼットも一新して、H君の魅力を引き立たせるような服を着るように。全体としてすっきりとした、という感じ

るだろうし、時間のかかる場合もあるのだと思う。

ただ、スピードはともかく、何らかの潜在意識がきれいになるのはまちがいないよ。実際、H君の人生も、少しずつだけれど、確かに変わってきている。

もちろん、H君も呼吸法をしっかり続けているよ。

想像以上のことが起こるかも

加藤先生いわく、わたしたちのこころにはふたつの状態があるのね。

濁ったコップと、
透明なコップ。

透明なコップふたつに水を入れるの。ひとつには、イン

⑰そういう人
『マーマーマガジン』17号（エムエム・ブックス＝刊）の「恋愛呼吸」を読んで、すぐに呼吸法を実践し、やはり、とても速いスピードで結婚をした読者の方がいます。くわしくは『恋愛呼吸』参照

⑱時間のかかる場合
H君は、ふだんもとてもおっとりとしていて、人生も、ゆったり進みたいのかなって思います。また人生にはタイミングってあるんだとも思います。ちなみに、「呼吸法をやっても、何も変わらない」と焦る人がいるみたいだけれど、これはただただ続けるしかないみたいです。逆に、本当に1回やっただけで、大きな変化がでる場合もあるし……人それぞれなんですよね

⑲H君も呼吸法をしっかり続けているよ
加藤先生の呼吸レッスンのほかにも、ひとりのときに、呼吸法を行っているそうです（恋愛呼吸もがんばっているという噂が。そして……くわしくは35ページへ）

スタントコーヒーを入れてみて。もう一方には、何も入れません。

濁ったコップ　　透明なコップ

わたしたちのこころには、この濁ったコップと、透明なコップの両方があって、それを行き来しているのだって。

H君の話でいえば、

写真家と飲食業で揺れていたわけだよね。

Aの写真は、自分がやりたいこと。
Bの飲食業は、自分が得意で人がよろこぶこと。

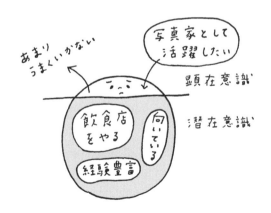

Aをしてはいけないというわけではないの。でも、Aで食べていけない以上、Aは仕事として成立してはいないよね、本当は。
そしてもっというと……ちょっと厳しいいいかたになるのだけれど、ろくに定職にもつかないで、食べるのにすら困っているのにAにしがみついている状態、それは執着なんだと思う。

執着はコップでいえば「濁っているほう」なんだよね。

何も仙人みたいに生きようよといっているわけじゃないの。でも、執着を中心にして生きると苦しくなっていく。

もちろん「濁り」は人によっては恐怖心だったり、不安感だったり、罪悪感だったり、利己心だったりいろんなものがあると思う！　でもネ、濁ってるとどこか苦しいの。自分がいちばん、ネ。

でも、潜在意識のところは自分でコントロールできない。だから、呼吸をやろうよ、息をしっかり吐こうよ、というわけなの。

もしね、気持ちがゆらゆらとゆれたり、答えが見つからないなら、「左脳」で、「ああだこうだ」こねくりまわすのはいったんおいて、呼吸法をやってみて。

そうして、たくさん吐いて、そのときこころに自然に浮

かんだことを大切にしてみて。

自分ではほんとうの自分のことがわからないっていうけど、こういうことなんだよね。自分では潜在意識のところを自覚できないんだものね。コントロールももちろんできない。

だから、自分ができることといったら、ただただ、呼吸法を続けてみるってことなんじゃないかな。

ちなみに、できれば、加藤俊朗先生のレッスンを1回でも直接受けてみるといいよね。もしそれが叶わなければ、ぜひ加藤先生の本についているCDを聴いて行うことをおすすめします。加藤先生の声に誘導されて、レッスンするのがすごくいいみたい。

わたしなんか、CD聴きながら眠っちゃうもの！

⑳左脳
脳は部位によって働きが異なり、右側の脳は、画像処理、空間処理などに適し直感的、左側の脳は、言語、計算などに適し、論理的……という説があります。加藤先生の呼吸法では、右の鼻の穴にティッシュをつめると、左の鼻のみで呼吸することになるため右脳が、左の鼻の穴にティッシュをつめると右の鼻のみで呼吸することになるため左脳が活性化されるといいます

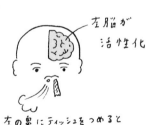

潜在意識のごみを掃除したら、どんどん軽やかな自分になれそうだよね。

そのときに起こることは自分の想像以上のことかもしれない。いや、きっとそうなんだと思う。
自分のもっているポテンシャルってすごいんだよね。
本来の自分は、完全なんだ。誰だって、ね。どんな人だってそう。

潜在意識のところが「濁ってしまっている」から、完全じゃなくなっているだけ。

呼吸は、本来の自分を知って輝くための、いちばんの近道なんだと思うよ。

☆今日いますぐにできること
鼻からよく吐く。吐いたときにおなかがへこむ
吐いたらただ力を抜く。このときにおなかがふくらむ
へこんだりふくらんだりするのを、スムーズに行う

㉑自分の想像以上のこと
わたし自身がそうでした。呼吸法をはじめて、我が『マーマーマガジン』編集部はみるみる変化していき、自分自身のプライベートでも想像以上のことが起こりました。潜在意識ってすごい力をもっているみたいなんです

◇近いうちにできること
加藤俊朗先生のホームページで日記を読んでみる
『呼吸の本』(加藤俊朗、谷川俊太郎=著 サンガ=刊)を読む

♡将来おすすめしたいトライ
『呼吸の本』についているCDで呼吸レッスンを続ける

◎おすすめの本
『呼吸の本』(加藤俊朗、谷川俊太郎=著 サンガ=刊)
『呼吸の本2』(加藤俊朗=著 サンガ=刊)
『呼吸が〈こころ〉と〈からだ〉をひらく』
(加藤俊朗=著 春秋社=刊)
『人生が変わる 呼吸の教科書』
(加藤俊朗=著 中経の文庫)
『呼吸のノート』(加藤俊朗=著 サンガ=刊)

■さらに深めたい人に
加藤俊朗先生の呼吸レッスンに通ってみる
くわしくは加藤先生のホームページをご参照ください
katotoshiro.com

息をしっかり吐くんだよ！

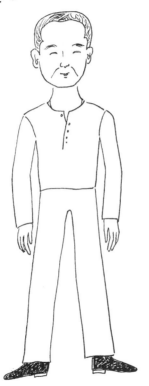

生き方までも自由になる自然療法

冷えとり
健康法
あれから 前編

半身浴・足湯、靴下の重ねばきから、
服装や食事の工夫、さらには、
自分本位の生き方をやめるなど、
心身の両面から「頭寒足熱」を
徹底して行う、冷えとり健康法。
どんなふうに続けているか、
また、わたしのからだにも起こった
「めんげん」という好転反応のこと、
たっぷりお話しします。
シンプルながら、続けるほどに
奥深さを痛感する、すばらしい健康法です。

自分を大切にする人が増えた

冷えとり健康法をわたしがはじめたのが2008年。『あたらしい自分になる本』(アスペクト＝刊) でご紹介したのが2011年2月。

この間、本当に、びっくりするほどこの健康法がたくさんの人に広がっていて、実践する人が増えたなあ！ って思うよ。

わたしもね、高校生の頃、はじめてこの健康法について知ったときは、「えー、あやしいんじゃない!?」なんて思ってた。絹と綿の靴下をたくさん重ねばきしたり、とても長い時間、半身浴をしたりするからね。

そういうわけで今、冷えとり健康法がこんなにも広がっていることについて「えー、本当に!?　なんだか信じられないなあ」って思う人もいるみたい。

でもね、わたしは、こころの中で、そうっと、こっそり

①とても長い時間
半身浴は正しい方法で行えば、24時間行うこともできるといわれています。わたしは最長で5～6時間くらい。冷えとり健康法を実践する先輩方は、さらに長時間なさる方もいると聞きます。繰り返しになりますが、正しい方法で行うことが重要です。方法は、進藤義晴先生の『病気にならない「冷えとり」健康法』(PHP研究所＝刊) 122ページ～にくわしく載っています

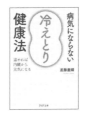

……

(人々が冷えとりにようやく追いついてきたんだ)

って思っているよ。こっそり、ネ。

だって、やってみると、からだが「気持ちいいな」「ここちいいな」ってわかるもの。からだの声を聴くことのできる人が純粋に増えただけなんだって思ってるんだよね。自分を大切にできる人が増えてきたんだね。

だって、「頭寒足熱」って、とっても理にかなったことだもの。たくさんの人があたりまえのことをあたりまえに受け入れられるようになったんだ、って思っているよ。

そう考えたらいい時代になったなあってつくづく思う。
　　　　②

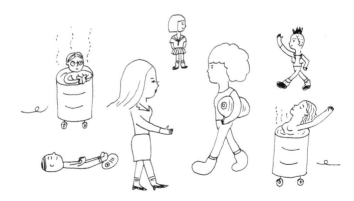

とっても、ありがたいことだよね。いや、本当にね、冷えとり健康法を続けていると、素直に、「ありがたいなあ」って思うことが多くなったの。

え？　何にって？

それが、もう、何もかもに、なの。
自分のからだにも思うし、自分のいのちにも思うし、自然にも、まわりの人にも思うようになるし、そうして、一見「ネガティブ」なことにも、「ありがたいなあ」って思えるようになったんだよ！　うそみたいでしょう。
でも、そういうことが起こっているの。

わたしがはじめたらどんな変化があったかは『あたらしい自分になる本』に書いたとおりなんだけれど、さらに、冷えとり健康法を続けていると、とっても、おもしろいことが起こることがわかってきたのね。
そんなことを少し、お話ししてみたいと思います。

②いい時代になったなあ
わたしが冷えとり健康法と出合ったのは、高校生の頃。母親が実践していたからでした。でも当時のわたしは、「靴下教」「冷えとり党」などといって母を揶揄したものでした（酷い……）。本当に愚かなことでした。代替医療も認知されるようになり、人々のこころが少しずつ柔軟になってきていると感じます

③どんな変化があったか
冷えとりをはじめた当初は、部屋が臭くなったり、不思議な夢を見たり、花粉症が改善したり、生理の状態が変わったり(PMSがなくなったり)、しょっちゅうひいていた風邪をひかなくなったり、精神的にどっしりしてきたり、とにかくもう、いろいろありました！

こんなふうに続けているよ

もちろんね、まだまだ「えー、あやしいよー!」って思っている人もいるかもしれないから、「なんだかびっくりするようなおもしろい話」の前に、あらためて、冷えとり健康法のことをご紹介するよ。

ちょっとだけ、おさらい、です。

冷えってね、どんな人のからだの中にもあるの。「冷え性」のことを指すわけじゃないんだよ。

中には、わたしが「冷えとり冷えとり」っていっているから、「あの人、すごい冷え性なんだって!」って思っている人もいるみたいなのだけれど、冷えと冷え性は違う。

> 冷えは、
> 上半身と下半身の温度差、
> さらには、
> からだの内部のほうと表のほうとの温度差

ができてしまった状態をいうの。

からだって温度差があるんだよね。

これがあるときにからだには「冷え」というものが生じるらしいの。

その「冷え」が万病のもとなんだよって気づいて、研究して、教えてくださっているのが愛知県の医師、進藤義晴先生だよ。今は、診療はなさっていないけれど本を書かれている。

この冷えをとる方法は、簡単にいってしまえば、下半身をあたためること、なんだよね。

◎絹と綿の靴下を重ねばきする
◎レギンスで下半身をあたためる
◎半身浴をする
◎湯たんぽで足をあたためる

と、こんな具合にね。

④冷え
「冷え」があると血管がけいれんして縮むのだそうです。そうして血液の流れが悪くなり、老廃物や疲労物質、食事などから入った毒を外に出せなくなります。また、「冷え」があると、全身を巡っている気の巡りも悪くなるといわれています。そうして、からだの上下に温度差ができてしまうのです。その状態を指して「冷え」と呼びます

⑤上半身と下半身の温度差
からだの内部のほうと表のほうとの温度差
上半身は37℃前後、足元は31℃以下くらいだといわれています。さらに、からだの内部のほうが低温の場合、皮膚面がほてっていても体内は冷えている状態になっているとか。また、からだを冷やす食品（58ページ）を多く摂りすぎても冷えますし、食べすぎも冷えを呼ぶといわれています。こころの乱れも冷えを呼びます。いつも自分本位だと、イライラ、クヨクヨ、ハラハラして、感情が波立てば頭に血がのぼります。そうすると足元が冷えて、循環不全になるのだそうです

それ以外にも冷えとり健康法では

```
◎腹式呼吸をする
◎食事を少なくする
◎自分本位の考え方をやめる
```

などなどといった、生活全般、生き方全般についても、もう、びっくりするほど、シンプルで、すばらしい知恵がある。

⑥冷えをとる方法

1. 半身浴をする
1回最低20～30分。37～38度のぬるめのお湯で、みぞおちから下をあたためます。半身浴が難しいとき、冷えが強いときには足湯する（30分以上）のがおすすめです

2. 靴下の重ねばき
足元を冷やすと、冷えの状態が進み、主に「腎」が冷えるため、靴下で常にあたたかな状態にしておきます。絹と綿の靴下を4枚以上、交互に重ねばきすることで、排毒を促しながら、保温をします

3. レギンスをはく
天然素材のレギンスで下半身をあたためます。靴下同様、絹と綿のものを、交互に重ねばきするのが理想的。絹は保温性にすぐれているだけでなく、排毒作用も期待できます

4. 湯たんぽを使う
湯たんぽの使用も効果的。就寝中、デスクワーク中などに足元に置いておき、常にあたたかさを保つようにします

5. 食べすぎない
冷えると食べすぎ、食べすぎると冷えるといわれています。食べすぎは血と気のめぐりの悪化を招き、悪循環を生み出します。早食いをさけ、よく嚙んで（一口30回ほど）、感謝して食べるようにこころがけます

6. そのほか
住まいの空気をよくかき混ぜるようにする、家の中でからだを使ってやるべき仕事をおっくうがらずにやる（はき掃除、ふき掃除をこまめにやり運動不足を解消する）、腹式呼吸をこころがける、自分本位を捨てて、苦楽があること自体を楽しむようにする、など

『新版 万病を治す冷えとり健康法』（進藤義晴＝著 農山漁村文化協会＝刊）ほかより要約

しかも、冷えとりを続ければ続けるほど「あたらしい自分」が見つかるし、冷えとりの本を読めば読むほど、そのときそのときの「あたらしくなった自分」に合った知恵が見つかるの。

本物の知恵というのは、シンプルで、誰にでもできて、もちろん自分でできるもので、そのときそのとき、その人その人ごとに、あたらしい気づきがもたらされるもの

なんだね。
どんどん深まっていくもの、というか。

今、わたしがどんなふうに下半身をあたためているかというと……。

◎朝と夜に半身浴をする
（最低各20〜30分、時間があるときは各1〜2時間、さらに多いときは1回に5〜6時間）
◎絹と綿の靴下を重ねばきする
（外出するときは4〜8枚。家の中では、8〜12枚くらいはいています）
◎レギンスを重ねばきする
（レギンスも絹と綿を重ねてはいています。最低2枚、多いときで4枚）
◎湯たんぽを使う
（仕事中はいつも湯たんぽの上に足をのっけている

> よ。眠るときも、ほぼ毎日布団の中に入れているよ

はじめて知る人には、「えええ！　そんなにしているの〜!?」っていわれそう。

でもね、なんでもないことだよ、これは。

だって、こうしていると、本当に、調子がいいの。なんていったらいいのかな、流れているって感じ。**血と気**、がね。

お湯の例でいえば、お湯がわいているなあって感じ。血と気をめぐらせて、毒を出そう出そうとするからだに、いつもしていたい、というわけなんだよね。

このね、毒を「出す」、そして「出せばよい」っていうのが冷えとり健康法の本当に、ありがたいなあって思うことのいちばんの理由なの。

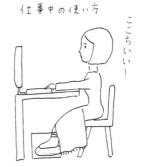

仕事中の使い方

ここちいい〜

ダンボールに湯たんぽを入れ、さらにひざかけなどするすと冷めにくいです

⑦はじめて知る人には
はじめてこの健康法を知った人には、びっくりすることがたくさんあるかもしれませんが、「思い込み」をはずして自分のからだの声を聞きながら実践するのも、冷えとりを続ける上で大事なことかも

毒を出せばよい！

冷えとり健康法のいちばん大事な点は冷えをとる、ということなのだけれど、そのときに、とっても大切なのは、この、

◎毒を出す

という発想なの。

毒っていうと、びっくりしちゃう人もいるかもしれないけれど、わたしたちのからだは口や皮膚などから入ったり、体内で生じたりして、うんち、おしっこ、汗といったもので出せない毒が、たくさんたまっているらしいんだよね。
⑨食べものに含まれる毒、大気中の汚物、血行不良によってたまった古血、あとはストレスによるものなど……。

⑧お湯の例でいえば

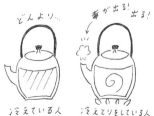

『あたらしい自分になる本　増補版』(服部みれい=著　ちくま文庫) より

⑨食べものに含まれる毒
食品添加物、農薬など

ものすごく簡単にいうと、からだの不調って、そういったものが出せないでからだの中にたまってしまったときに出てくる。

もっといってしまえば、たまりにたまって、不調として出てきたときには、「病気」、さらにいえば「深刻な病気」となっていることも多いわけ。

もちろん、ここでいう「毒」って科学的な数値ではかれないものも入っているよ。だから、検査なんかしてもわからない量や質だったりするわけ。東洋医学だと「未病」なんてことばを使ったりもするよね。

この「毒」はね、血や気がめぐっていないと、からだの中で滞ってたまってしまう。

一方、血と気がめぐっていると、外にどんどん出してくれるんだよね。

⑩未病
「未だ病気でない」状態のこと。数値ほか、目に見えるかたちでは病気となってあらわれてはいないが、やがて症状となって出てくるであろう状態。約2000年以上前に書かれたとされる中国の医学書『黄帝内経（こうていだいけい）』には、「聖人（名医）は未病の時期に治す」という記述が残されているといいます。また、江戸時代の貝原益軒の著書『養生訓』にも、病が未だ起こらない状態で、養生すれば防げるが、放置しておけば大病になると書かれているそうです

だから絹と綿の靴下をはいていると、この靴下を通して、外に出ていくし、半身浴をしていると、お湯の中や空気中に気体となって出ていくというわけ。もちろん、この「出す」ということと同時に、「出せるからだづくり」ということも行われているわけだよね。

「出せるからだ」ってどういうことだと思う？

あ、その前に、「出す」ってどういうことだと思う？

わたしたちのからだから出す行為やものっていっぱいあるよ！

◎せき
◎痰
◎鼻水
◎目やに
◎湿疹／かゆみ
◎汗

⑪絹と綿の靴下
基本の4枚重ねばきソックス（正活絹）。右から、絹の5本指、綿の5本指、絹の先丸、綿の先丸ソックス。マーマーなブックス アンド ソックス（murmur-books-socks.com）のほか、全国の「冷えとりグッズショップ」で購入できます。写真提供『冷えとりガールのスタイルブック』（主婦と生活社＝刊 写真＝浅田政志）

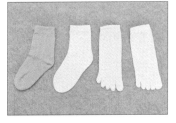

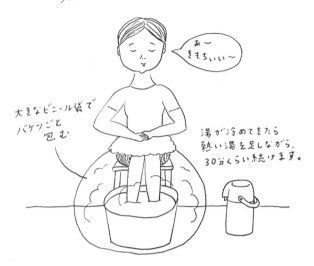

⑫半身浴

冷えとり健康法では、半身浴は20～30分以上行うようにすすめられていますが、「半身浴が20分以上できない」という方は、お湯が熱い場合があります。体温より少し高め（37～38℃）が望ましいとされていますが、気持ちのよい温度ではじめて、徐々に適正な温度にするといいそうです。腕は出して入ります（腕は上半身の一部であるので、冷やすようにするとよいのだそうです）。肩が寒いと感じる場合は、タオルなどをかけてみてください。「冷え」がとれてくると、寒く感じなくなります。

環境や体調などの諸事情により半身浴ができない人は、ぜひ足湯を。**足湯**は「冷え」の強いとき、下痢、腹痛、頭痛、生理痛など体調の悪いときにおすすめ（『病気にならない「冷えとり」健康法』）です。

わたしは、発泡スチロールの箱やバケツに、気持ちよい温度のお湯を入れて、やかんに熱湯をわかしてそばにおき、お湯を足しながら入ります。家族が多い方や、都会のひとり暮らしで半身浴がしづらい方に、足湯は本当におすすめです。ちなみにわたしは、仕事中はずっと湯たんぽを足元に置いて、毛布でくるんで使っています。真夏でも湯たんぽは欠かせません

◎うんち／下痢
◎おしっこ／血尿
◎月経
◎熱
◎血
◎そのほかさまざまな症状

冷えとり健康法ではこれらをがまんしないで**「出すだけ出してよい」**っていわれているの。

これね、頭でわかるのとからだでわかるのとでは、ちょっと違うよ。

わたしたちは、たとえば、湿疹が出てかゆいとすぐに止めたくなる。つらいからね。でも、からだは出そう出そうとしてくれているの。

「毒」って、借金取りと同じなんだって。借金取りも、お金をある程度返したら、あとは月賦で返すといってもうるさくいわなくなるでしょう？

それといっしょで、体内の「毒」もからだが納得するまで出し切ってしまうと、もう出なくなる。

いや、そうはいっても毎日の食事やストレスなどで、からだに「毒」はあいもかわらずたまるから、出し続けることが大事なのだけれどもね。

あ！　潔癖さんがこれを読んだら「ぎゃー、毒なんていやだー。毒を最初から入れなければいい！」といって急に毒になりづらいものばかり食べる、というようなことをするかもしれないね。

でも、進藤義晴先生はご著書の中でこうおっしゃっているよ。

「少しの毒はよい」って。
⑭

「少しの毒は、かえってからだを鍛える」って。

そういうものなんだよね。

自分が、うつくしい国のお姫さまでさ、うつくしい湖のほとりで、うつくしい服をまとって、世にもうつくしい食事だけをして、うつくしい水を飲んで、何

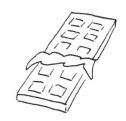

⑬借金取りと同じ
進藤義晴先生の講演録から。わたしはこのたとえを聞いて、「毒を出し切った状態にすることが完全な健康というものに至る」ということが腑に落ちました

⑭少しの毒はよい
食べものには、からだを温める食べもの（陽性）と、からだを冷やす食べもの（陰性）があります。「からだによいもの（あたためるもの）ばかりを食べると、からだが怠けてしまいますので、反対の悪いもの（冷やすもの）を少し（全体の4～5％）入れるとからだががんばってよいのです」（『マーマーマガジン』9号「冷えとりから見た夏の食べかた読本」より抜粋）

のストレスもなく、「ほんわか」と育っていったら、そりゃ、からだの中はきれいかもしれないけれど、なんだろ、人間が生きるって、そういうことでもない気がするよね。

今を生きるなら、やっぱり、たくましくなくちゃ。

生きていたら、いろいろなことがある。

いろいろな状況や、さまざまな環境がある。

それを選びに選ぶのではなくて、どんなものがきても「たいがいは大丈夫」というほうが、自由というものだと思うのね。

ひよわ、は、自由じゃないんだ。

続ければ続けるほどに、自分らしいたくましさが出てくるのが、この冷えとり健康法なんだよね。

話を戻すと、この「毒」のしくみみたいなものと、「毒は出せばよい」ということを知っていることが冷えとり健康法を続けるうえでとっても大事だなあとつくづく思ってる。

いや、これが、わかっていても、ですよ。人間、弱いもので、「出す」のを止めたくなるんだよね……。

もちろんね、急性の病気とか、そのときの症状を止めることが必要な場面もあると思うよ。そういうときは専門の医師の指示にしたがって、しっかりした処置なり治療なりをする必要があると思う。

でも、そういう場合をのぞいては、しっかり「出すこと」、そして、「出せるからだづくり」が大事なのかなって思っているよ。

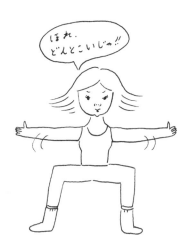

これは自由！

ふたつの大浄化が!

さて、ここで、わたしの「出した話」をするよ。
「出た自慢」といってもいいかな。

「自慢」っていうほどでもないのだけれど。世の中には、すごい「毒出し体験談」をもっていらっしゃる人がたくさんいるからね。わたしのなんかは、まだかわいいほう。

でも、ひとつ、ふたつ、お話させてください。

この毒を出す、ということとつながっているのだけれど、からだを整えていくと、いったん、からだが悪くなったような反応が起こることがあるのね。

これを「好転反応」というんだけれど、冷えとり健康法では「めんげん」と呼んでいる。

この「めんげん」にはね、いろいろなものがあるよ。

⑮すごい「毒出し体験談」
2012年秋に発刊した、『マーマーマガジン』の『別冊マーマーマガジン body&soul 冷えとり健康法』に読者の方々などから集まった体験談を多数掲載しています(エムエム・ブックス=刊)。現在No.1は品切れ。No.2、No.3発売中です

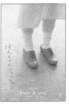 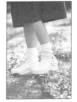

◎湿疹
◎風邪みたいな症状
◎発熱
◎下痢
◎頭痛
◎肩こり
◎歯痛
◎そのほかさまざまな症状

わたしはね、冷えとり健康法をはじめてぜんぜん「めんげん」がなかったの。

冷えとりの重ねばき靴下をはじめてはいた翌朝、部屋がものすごく臭くなったのだけれど、
まあ、それくらい。

そ・れ・が！

『あたらしい自分になる本』を書いていた、2010年の年末に、やってきたんだよねー。

⑯めんげん
漢字で書くと、瞑眩。からだが快方に向かうときに、より強く症状が出ることをさします。発熱、下痢、湿疹などの症状が出ますが、症状が派手でも、本人に重症感がなく、ふつうに生活できて、顔色がよければ問題ないと進藤義晴先生はいいます。なお、重篤な症状のときや、心配があるときは（心配し続けているのも、こころの冷えにつながってしまいます）、専門医に相談をしてください

やってきたの、「大めんげん大会」が、ね。
大毒出し祭りが！

あれは、実家に帰省中の12月31日の夕方のことでした。

その日の前日は、ある仕事の関係者と会食があってね。
少し食べすぎたかなあって感じだった。

そのときは『あたらしい自分になる本』の原稿もずいぶん書き進めていたし、実家にいたし、ほっとしたんだろうね。

そうしたら、はじまったの！

熱です、熱。

あがりにあがったね。

みるみるあがっていった。

だいたい、元旦の記憶がまるでない。

⑰臭くなったのだけれど
においで、めんげんが出る場合もあるそうです。毒出し、めんげんも人それぞれで、100人いたら100通りのめんげんがあるようです

ものすごくよく眠っていたからね。とにかく眠り続けたの。合間に白湯やお茶を飲むのが精一杯。ただただ眠り続けたよ。半身浴もできたらよかったのだけれど、このときは立ち上がることもままならず、ただひたすらに眠り続けました。

そうしたら、3日の日にそれははじまったの‼

家族が誰もいなくなった午後、猛烈な寒気が襲ってきたのね。歯がたがたいうくらいの寒気。からだが、ぶるっぶるに、震えはじめたの。

漫画みたいに震えるの。歯なんてガチガチいっちゃってサ。そうして、何気なく熱をはかってみたら、39度を超えて、針はぐんぐん40度を目指している……。

おふとんの足下には湯たんぽがふたつ。家には誰もいない。

ただただ震えながら、横たわっていたの。やばいなあ、なんて思いながら。途中、うつらうつら、眠りながら。

⑱家族が誰もいなくなった午後
わたしのまわりで、冷えとりをはじめたら、突然お風呂場で倒れた人がいるのですが、その人も家族がいないときに倒れたといっていました（なお、その人はすぐに起き上がりその後問題なく過ごしたそうです）。「お冷えさま」は、出て行くとき、ひょっとすると誰にも見られたくないのかもしれません。あくまで仮説ですけれども

そのうちに、母親が帰ってきたのね。そうして、わたしの部屋をあけたとき、第一声、なんていったと思う？

なんていったと思う？

ものすごく大きな声でこういったの。

「臭っ」

そうして、わたしの部屋の窓をあけはじめたのね。「臭い臭い、このにおいはなんなんだ!?　臭すぎる」といって。

あのね、もうたとえようもない臭さだったそうなの。ごみ、うんちなどなど、世の中の臭いといわれるものを総動員した臭さ（母・談）だったそうだよ。

臭い臭い、といわれながら、でも、窓から入るここちよい風を受けて、少し楽になっていたのね。

そうして、ぼんやりする頭でこう思ったよ。

「お冷えさまが出て行ったのだ」
⑲

って。

あの寒気は「お冷えさま」だったのだなあって。

わたしの「お冷えさま」は臭くていらっしゃった……。

わたしの場合は、臭い、というにおいで外に毒が出やすいのかも……。

いやあ、すごい体験だった。

その後、左の腕の肘から湿疹が出はじめたよ。これも「出せばよい」の法則にしたがって、とにかく、掻いて掻いて、掻き続けた。ふだんも掻いて、お風呂でも掻いて、絹の布でこすったりして、血が出ても、そのままで、とにかく掻いたよ。
⑳

そうしたら、半年後には、きれいさっぱりなくなったよ。

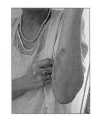

⑲お冷えさま
あまりに臭さが立派だったので、「さま」と呼ばせていただきました（笑）。この写真はそのころに出ていた腕の湿疹。血が出て、ぐじゅぐじゅになり、かさぶたが取れて……が半年くらい続きました。今はもう、完全にきれいになっています

そうそう、そのころ、東京に戻って半身浴していたら、やたらと顔からなぞの真っ黒いものがポロポロと出たこともあった。

年が明けてから会った人に、「そばかすやしみが薄くなってる！」っていわれたよ。

おもしろいよねー！！

あと、やたらと「顔がすっきりした」ともいわれた。

（それまではかーなり頑固な、お冷えさまとともに生きていたからね。お冷えさまといると、顔もくすんだり、むくんだりするものなのかも）

その後、『あたらしい自分になる本』が出版されて、結果的に、㉑わたしが書いた本の中でいちばん売れる本となったよ。

さらには、その約1か月半後に、あの東日本大震災があって、自分の価値観、仕事の構造、いろんなものが変

⑳掻き続けた
あくまで冷えとり健康法をベースにした方法です。冷えとりの本をしっかりお読みになり、「にわかじこみ」で行わないことをおすすめします。わたしは進藤義晴先生の『新版　万病を治す冷えとり健康法』などに出ている事例を参考にしました

わっていったのだよね。

と！　めんげん体験は、まだあるのだけれど、ひとまずここで休憩です。冷えとりについては、いろいろな体験があるから、「こころから自由になる」の章で後編（142ページ〜）をお届けするよ！

冷えとりに興味津々の方、「こころの冷え」について興味がある人も、ぜひ、読んでみてね。

☆**今日いますぐにできること**
今日の夜、足湯をする
半身浴をとにかくやってみる
冷えとり健康法の本を読む

◇**近いうちにできること**
よくかんで食べ、腹八分目をこころがける

㉑『あたらしい自分になる本』
この本の前著。2011年の年明けに発行されました（文庫版の発売は2016年）。なお、この本を手帖にした『あたらしい自分になる手帖』も毎年発行されています。1年通して使うことで、からだ、こころ、たましいがきれいになり、自分本来のうつくしさが引き出されることを、目的とした手帖です（服部みれい＝著　アスペクト＝刊）。2015年からは『わたしの手帖』（服部みれい＝著　エムエム・ブックス＝刊）になりました

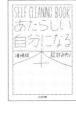
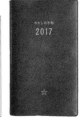

冷えとり用の靴下を入手し、はいてみる
さらに冷えとり健康法についての本を読み返す

♡将来おすすめしたいトライ
長時間にわたる半身浴をはじめる
服装全体で「頭寒足熱」になるようにする、肌にふれる部分は天然素材を着るようにする
湯たんぽを使う
自分本位の生き方を変えていく
生活の仕方も変えていく

◎おすすめの本
『新版　万病を治す冷えとり健康法』
(進藤義晴=著　農山漁村文化協会=刊)
『増補改訂版　医者知らず「冷えとり」で完全健康人生』
(進藤義晴=著　海竜社=刊)
『病気にならない「冷えとり」健康法』
(進藤義晴=著　PHP研究所=刊)
『これが本当の「冷えとり」の手引書』
(進藤義晴、進藤幸恵=著　PHP研究所=刊)
『女性のためのもっとちゃんと「冷えとり」生活』
(進藤義晴、進藤幸恵=著　PHP研究所=刊)
『きょうからはじめる冷えとりレッスン　入門ノ書』
(進藤幸恵=著　エンターブレイン=刊)
『冷えとりガールのスタイルブック』(主婦と生活社=刊)
『服部みれいの冷えとりスタイル100連発ッ』
(服部みれい=著　エムエム・ブックス=刊)

わたしが自由になるエネルギーの源

新
食べものと
食べかた

自分自身が「本来の状態」になったら
何を、いつ、どのように、どれくらい食べたらいいかは
おのずとわかってくるはず。
でも、今の自分が、その状態にないならば、先に、
積極的に食を変えてみる、たとえば、自分を高める、
エネルギーの高いものを食べるのも手だよね。
わたしが実際に試してみて、
みんなに「いいよ！」っていえる知恵や
今、考えているあれこれについて、お話します。

食に大きく作用する「意識」

この本を手に取った方というのは、食に対して、何らかの興味をもっている、何か実践をしている、したいと思っている、そういう人も多いかもしれないね。

今、「昔からの食べかたを見直そう」という動きも活発だし、2011年3月11日に起きた東日本大震災と原発の事故も、食を見直す大きなきっかけになったという人も多いはず。

あの日以来、たくさんの人が、食べものに注目するようになった。産地のこと、成分のこと、いろいろ、ね。
もちろん、それには放射性物質の問題があって、特にちいさな子どもをもっているかたには、苦々しい思いをした人もたくさんいたと思うのね。

と、

この話をしている途中ですが、

食べものについて、わたしが感じていることをふりかえってみるね。
食べものについて、『あたらしい自分になる本』でこの仮説を紹介させていただいたんだけど、これは、今もぜんぜん変わらないよ。

〈食についてのわたしの仮説〉

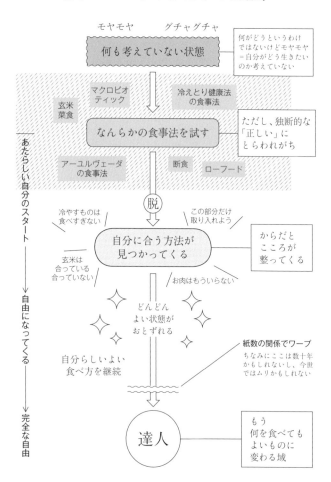

いろいろな方法を試すのもいいと思う。
いろいろな方法を勉強するのもいい。
でも、最後は、「意識」なんだって思っているよ。

きまじめに、いろいろな成分を気にして「正しく」食べている人よりも、くわしくは知らないけれど「たのしく」、そしてなにより「感謝して」食べている人のほうが、結果、元気なんじゃないかな、という仮説だよ。

アーユルヴェーダでは
「怒りながら食事を食べない」
という知恵があるそうだけれど、まあ、そんな感じ。

ほら、お茶ってさ、同じお茶の葉を使っていたって、淹れる人によってぜんぜん味って違うじゃない？　気づいたことある？
（同じお店に行ったって、つくる人でぜんぜん味って変わるんだよね。もちろんその人の体調とかでも変わるんだけれど）

①食べものについて
あと！　食べものについて、まとめて本を書かせていただきました。食べものと「意識」についてのエッセイがA-Zで載っています。『あたらしい食のABC』（服部みれい＝著　WAVE出版＝刊）

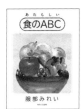

そういう「意識」の問題が食べものには大きく関わっているなあって本当に、よく、思っているの。

からだのなかの錬金術師

食べものってね、現代の栄養学とか、東洋医学をベースにした陰陽の考えとか、いろいろな「見方」っていうものがあるけれど、わたしは、もっともっと、違う見方もあるって仮説を立てているの。

たとえば、現代の栄養学（カロリーとか）でははかれない位相が、食べものという世界にはまだまだたくさん存在③していて、ぜんぜん解明されていないのでは？　って勝手に思っているのね。

100人いたら100通りの作用が存在する、とか。

②淹れる人によって
ぜんぜん味って違うじゃない？
お茶はもちろん食事というものは、つくっている人の状態や波動のようなものが転写されるのではないかと思っています。フラワーレメディが、太陽の光のもと、花のエネルギーを水に転写してつくられるように。同じレストランへ行っても調理人によって味が違うのは、もっともな話だと思います

③位相
デパートの階が違うと、売っているものがまるで違うように、食についてもいろいろな階があると考えています。現在の栄養学は、1階でものごとを見ているだけで、本当は、2階の見方も5階の見方もある、というようなイメージ。「陰陽」など、異なる見方も一般的に知られるようになってはいますが、まだまだ解明されていない階層がありそうだと、（勝手にですが）思っているのです。その存在について、感覚ではぼんやりわかるけれど、現代人には数値化も言語化もできない、というようなことです

たとえばネ、ある人が、ほうれん草を食べたとするよ。そのときに、ニンジンも食べていたとする。

そしてその人のその日の体温、体調（内臓の繊細な具合）、あとは、精神状態（恋をしたばかりだとか、仕事で悩みがあるだとか）、解毒の程度、さらには、ご先祖から受け継いでいるDNAだとか、輪廻転生をベースにすれば、過去からもってきているカルマだとか、もう、そういうのをぜーーーーーんぶひっくるめて、さらにそこに、ほうれん草とニンジンという組み合わせができて、そのとき、どこで食べていたかとか、飲み物は何を飲んだとか、いろいろな要素が加わってくる。それらを、体内にアルケミストがいて、錬金術を行うがごとく、からだとこころとたましいに、作用するように変えてくれるのだと思っているのね。その人のもともとの性格だってもちろん関係する。

④カルマ
業、行為。輪廻転生する中で、死によっても失われず、たましいやこころに刻印されているもの。カルマというと悪いイメージをもつ人もいますが、純粋に行為をあらわすため、いいカルマも存在するといわれています

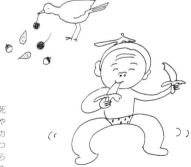

人それぞれ合う食べもの、食べ方は違う

単純に、ビタミンが多いとか、現代の栄養学的な側面からだけではない、別の見方が存在して、そっちの方向からもずいぶん影響を受けている、と。

なにか、そんなふうに食べもののことを捉えているの。

もっといったらね、どういう食べものを食べるかとか、どういう食べかたを採択するかとかいうのは「今の自分の波動」というものと関係があると思ってる。

つまり、自分の波動が引き寄せるものを食べるのだよね。

自分が、やさぐれていたらやさぐれている波動に合うものを食べたくなったり（疲れているとジャンクフードが食べたくなるってあれはまさにそうだね！）。

自分が、とっても具合がいいと、自然にとっても気持ちのいいレストランに入れたりする。
きまじめな人は、きまじめな食事法に向かう。てきとうな人は、てきとうな料理家のことが好きになる。

⑤アルケミスト
錬金術師。卑金属を貴金属の金に変える、不老不死の仙薬をつくるなどの錬金術を研究する人々

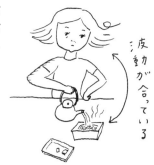

ただ、それだけ、という感じ。

で、ね。

さきほど、体内にはアルケミストがいる、って書いたのだけれど、これは本当なんだと思う。からだって、自分が思っている何千倍も本当は優秀で、本来もっているしくみが自然に作動するようなからだになっていさえすれば、「今、何を、どれくらい食べたらよいか」は本当ならわかるはずなんだよね。それこそが一番すばらしい解答というか。

からだ、こころ、たましいにとってそのときいちばん必要な「何か」が摂れるものを自分が選ぶようになる。

それは、ニンジンのビタミンかもしれないし、ほうれん草がもつ「波動」なのかもしれないし、ニンジンとほうれん草の掛け合わせによる「何か」なのかもしれない。

でも、それらが体内に入ると、自分たちが想像もつかないようなすばらしい働きを、必要な内臓に対してしている、というようなイメージ。

ぜんぜんこれは科学的な話じゃないよ！

でも、なんか、そんなふうに思っているの。

今注目しているごはんのこと

さて、そんな中、大らかで陽気で、そして誰にでも簡単に取り組めていいなと思っている食事のつくりかたがあるの。それは、パティシエの弓田亨(ゆみだとおる)さんという方が考えた「ルネサンスごはん」という方法だよ。
⑥

弓田さんがユニークなのは、なんといっても「日本の食材が弱っている！」ということにとても早くに気づいたという点なの。

パティシエとして渡仏し、日本とフランスを行ったり来たりするうちに、日本の食材がどうもおかしい、と思うようになったんだって。

フランスの食材があまりにおいしくて……。

そうそう、子どもたちの表情の違いも強く感じたそうだよ。フランスの子どもは元気いっぱい。日本の子どもはうつむきながらとぼとぼ学校に通っている……。

⑥ルネサンスごはん
『マーマーマガジン』編集部では、弓田亨さんの名前をとって「弓田ごはん」と呼んでいます。日本に古来から伝わる技法と、パティシエならではの、フランス料理の技法を合わせたユニークな調理法です。『マーマーマガジン』18号（エムエム・ブックス＝刊）で特集したら、すごい反響をいただきました

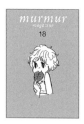

そうして、2000年に、おいしさや栄養素が乏しくなった日本の食材を使って、昔、弓田さんが食べていたような、力強い、たくましい、深みのあるおいしさ、味というものを再現できるか、研究をし始めたの。3年間、取り組まれたのだって。

そこで行きついたのが、こういう調理法です。

◎昔ながらの乾物をたっぷり使う
◎特に「いりこ」を大切に使う⑦
◎出汁（だし）は、具まですべて食べる⑧
◎砂糖、みりんは使わない
◎あく抜き、下ゆで、油抜きはしない
◎岩塩、海塩を、おそれずに、しっかり使う
◎煮立たせない。弱火でふつふつと煮る
◎電子レンジ、冷凍庫、圧力鍋は使わない
◎野菜は皮まで全部食べる
◎お米は研がない
◎旬のものを食べる

などなど。

⑦乾物
いりこ、昆布、鰹節、干し椎茸、高野豆腐、ひじき、切り干し大根、みがきにしん、大豆などなど

おもしろいよね。
これらは、とにかく足りなくなった栄養素をぎゅっと高めるために考えられた方法なの。

お米も研がないんだよ！「えっ！」って思うでしょう。でも、ぜひやってみてほしいの。とってもおいしいから。

わたしは特にこの「ルネサンスごはん」の炊き込みご飯とお味噌汁が大好き。
出汁に使った、いりこ、昆布、鰹節、そういったものと具材がたっぷり入っていて、びっくりするような、深みがあるの。

⑧いりこ
ルネサンスごはんの大きな特徴のひとつが、いりこをたっぷりと使うところ。「人類は魚類から進化したといわれています。今でも人間と魚類のDNAは、60～70％類似しているそうです。つまり、魚と人間の細胞が必要としている基本的な栄養素は、大きく重なり合うということ。保存しやすく、1匹丸ごと食べられるいりこは、理にかなっているのです」と弓田亨さん。なお、いりこなどの出汁の具も全部料理に入れて、食べてしまいます。味がとにかくいいし、栄養素も補給されるので、なんともいえない安堵感と満足感が得られます

⑨あく抜き、下ゆで、油抜き
これらは、懐石料理の技法だったのが、戦後、テレビの料理番組などを通して、一般家庭に広まったのにすぎない、と弓田亨さんから聞きました。これらの技法をあたりまえに思っていた方は、最初とまどうかもしれませんが、栄養をすべていただく、エネルギーを封じ込めるという意味をわかっていれば克服できます。とてもおいしいので、実際に試してみると納得がいくはずです

⑩やってみてほしい
ルネサンスごはんは、見た目がそんなにきれいじゃないものもあるのですが、とにかく味が抜群によいのです。「本当のおいしさとは、栄養がしっかりあるということ」と弓田亨さん

⑪炊き込みご飯とお味噌汁
一般的なおかずから、おせちまで、さまざまなレパートリーがルネサンスごはんにはありますが、わたしは特に炊き込みご飯とお味噌汁が好きです。ご飯を炊くときは、白米に玄米またはタイ米などを混ぜ、いりこ、昆布、アーモンド、オリーブオイル、岩塩を入れて炊きます。大変、おいしいです

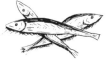

ほら、人でいうとさ、同じような青白い顔をした、ひょろっとした21歳くらいの男の子が3人くらい集まっている部屋があったとするじゃない？（そこで3人がもくもくとゲームをやっている感じ）

で、一方で、人種も性別も年齢も趣味も仕事も、何もかも違う人たちが、30人くらい部屋に集まっていて、食べたり飲んだりしゃべったりしていたら、なんだかその部屋ってエネルギッシュだよね！？

「ルネサンスごはん」って、そんなふうに、ありとあらゆる人がいる場所という感じ。街でいったら、ニューヨークみたいなイメージかな（でも、味は都会的じゃなくて田舎的、なんだけれども）。

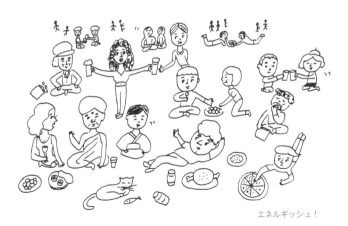

エネルギッシュ！

そうだな……田舎ということでいえば、「生物多様性」が、お皿の上で実現したような食事といってもいいよ。

とにかくエネルギッシュ。なんかね、むくむく元気がわいてくるの。このごはんを食べて「おいしい！」っていわなかった人をわたしは知らない。「おかわり」の声も続出するしね。ふしぎな力があるみたい。

実際にね、この食事をして、不調がよくなったという例⑫がたくさんあるらしいよ。

わたしもね、去年の夏、大腸の不調がぶり返したの。⑬

もちろん、冷えとり健康法など自分がやってきたことも強化したよ。でも、それとともに、食事は、この「ルネサンスごはん」をしっかりやってみた。

そうしたら本当にぴったり1か月。最初の快復は、だいたい2週間。これで、すっかりよくなったの。ほんとうにありがたかったよ。

⑫**不調**
肌荒れ・くすみ、アトピー性皮膚炎、花粉症、潰瘍性大腸炎、不妊症、無月経症状、低体温、下痢、便秘、高血圧、高血糖症状など

⑬**大腸の不調がぶり返した**
146ページ参照

弱った野菜を使って強い食事に

わたしがこの「ルネサンスごはん」がいいなと思うのは、日本全国どこでも手に入るもので基本はつくれるという点。日本の野菜はとっても弱ってしまっていて、どのスーパーで買っても同じだから、どこのを使ってもいいですよって、弓田さんはいっている。これも、いいなって思った点なの。

だって、自然に育てられた野菜が手に入らない、高くて買えないというおうちだっていっぱいある。

もちろんね、わたしは無農薬や自然農法でつくられた野菜を食べたいという気持ちはある。だって、それらを食べることは、ひとつの投票でもあって、農薬に頼らずに野菜をつくる人を応援するということにつながるからね。

ちょっとカタいなあ、って感じるかもしれないけれど、でも、何かを変えるってひとりひとりがそうやって、ひとつひとつを「選択」することからなんだと思うのね。

⑭どこでも手に入るもの
まだまだ自然食品を手に入れられる人や家庭ばかりでないことを考えると、「どこのものでもいい」というのは、とてもやさしい方法だと思いました。逆にいえば、有機野菜や無農薬野菜でも、弱っているものも多いという弓田さんの意見には、最初軽くショックを受けましたが……。でも、以前わたしも「宅配野菜食べ比べ」（有機野菜、自然農法の野菜、無農薬野菜）をしたとき、確かに力強い、頼りないなどはっきりとした違いを感じたことがあります。それよりも、「あるもの」でエネルギーをあげよう、という弓田さんの考え方がとても好きです。大らか！

砂漠に水1滴って感じかもしれないけれど……はじめは……でも、その1滴がなければ、川にも海にもなっていかないという話もあって……。

話を戻そう。

そのほかにも好きな点はたくさんあって、昔から使われてきた食材（乾物）を大事に使う点とか、とにかく、出汁の具も、野菜の皮もみんな食べてしまうところとか。いりこだって、頭からすべて食べるのだから、「全部を食べる」＝ホールフードの考え方にもぴったり合うよね。

わたしね、みんなのこころがばらばらになっているのは……ほら、今みんな、全体的にばらばらになっているじゃない？……会社とか学校とか家庭とか……一人で食事する人がとても増えているとか……その原因のひとつって、そもそも「ばらばらにされたもの」を大勢の人が食べているせいなんじゃないかなって思っているの。

⑮投票
「買いものは投票だ」とは、オーガニックの世界でよくいわれることばです。買いもので、自分の考えを表明し、世の中のしくみをよい方に変えていく、ということです。ちなみに、オーガニックの野菜を選ぶときに、自分と自分の家族のからだのために、という動機で買うのは、もちろんあたり前のことだとは思うのですが、野菜が育つ畑や、育ててくださっている農家の方々のことを思って買う、という姿勢も含むのが、「投票」の意味だと考えています。自分や家族を守ることはまず、何をもっても大切なことです。でも、「自分（たち）さえよければいい」という態度が行き過ぎることには、やや抵抗があります。それはそれでどこか利己的という気がして、オーガニックの食品を買うということの真逆の態度になってしまうと思うのです

野菜でもお肉でも何でも、「全部を食べる」っていうことをあまりしなくなっている。
切り身のお魚、お肉……加工食品なんてそのさいたるものだよね。

昔はね、たとえば、
大きな魚が獲れた！　なんてときは、もう頭からしっぽから皮まで全部食べていたと思うのね。血まで残らず。野菜だってそうだよね。食べられる部分はみんな食べていたと思うの。しかも誰が採ったのか、栽培したのかわかるものを食べていたよね。それが、人間を「全体」とさせる、「有機的」な存在とさせる、そういう力になっていたと思うの。

でも、「部分」ばかり食べていたら「部分人間」になっちゃう。ばらばら人間だから、他人ともばらばらになってしまう。家族とだってばらばらな人もたくさんいるよ。

そういうのって、もちろん社会システムとか、そのほかいろいろなことが関係しているとは思うけれど、でも食べものの力って大きいと思う。

みんなのいのちが企業のお金儲けの餌食にならないといいよね。

だって、からだってすごいんだよ！　すごい力を秘めているの。でも、毎日の食事がイケてなさすぎたら、すご

い力も発揮できなくなってしまう。有機的に作動しなくなるわけだからね。もったいないよ！

「ルネサンスごはん」は、そういう意味で、いろいろな具材が入るし、もう、いろいろなものが合わさって「統合する食事」という感じ。

ものごとを見るときに、「ばらばらにするもの」ってエネルギーが低いのかも。人で考えるとわかりやすいかな。なんか、人のことをばらばらにしていっちゃう人っているよね。人と人とを裂いてしまう人。そういう人や状態って時にエネルギーは弱くなっている気がする。ほら、こう、さみしい感じがするでしょう？

一方で、人のことをやたらと結びつける人っているよね。なんか、人が集まってきちゃったり、その人はひとりだけれど、誰かと誰かを引き合わせるのがうまい人。そういう人や状態は、こう、エネルギーがあるよね。ものごとを統合していくってエネルギーが必要なんだよね。

⑯企業のお金儲けの餌食
わたしは、企業の利益追求のために、たくさんの人々のいのち（こころもからだも）が損なわれていると思えてなりません。ひとつひとつの企業の存在を責めているわけではないのです。消費者こそ「賢くあれ！」と、自戒の念を込めて思っています。何も考えずにただ買う、という暮らしかたをしていると、おのずと消費に対して依存的な体質になり、結果、その依存的な態度の不利益を、ひとりひとりが被るようになる。不利益は、自然にももたらされています。自然破壊も、もう限界を超えていると思います。とりかえしがつかない状況は目前で、それはひとりひとりの選択にかかっているように思っています。ちょっぴり重い話になってしまいましたが、でも、人のいのちと自然が蝕まれないような生活をわたしは、できるだけ、調和的に、選びたいのです

食べものを選ぶときも注意してみて。
これって、ばらばらな料理かな？
これって、統合する料理かな？って。
できたら、エネルギーが充満していて、丸ごと全部を食べるようなそういう食べかたができるといいね。

たのしいことに注目して

最初の話に戻るよ。
2011年の、原発の事故以来、心配が膨らんでいる人もいると思う。もしくは、心配を箱の中にいれて、蓋をしたまま、なかったことのようにして暮らしている人とか……。いずれも「心配」がある状態だよね。

これって、でも、からだとこころとたましいを少しずつ消耗していってしまう。

心配なのはよくわかるよ。

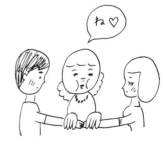

統合

でもね、心配することには意味がない。自分のからだの中に消耗する装置を入れっぱなし、じゃあね。

それよりも、からだをつくってほしいの。心配装置を、消してしまうくらいの、そういうからだづくり、そして"こころづくり"ができるといいのかな。

そのために、食べるということは本当に大事だよね。
もちろんからだが本来の状態になれば、もっとも必要な食べものをいちばんいい食べ方で食べられるようになる。でも逆に、先にからだが本来の働きをするような食べ方をする、ということもとてもすぐれたやり方だよね。

そして、外から何をどう摂るかということとともに、「出せるからだ」にすることは本当に大事なことだよ。

放射性物質の問題ってわかりやすいからついついクローズアップされてしまうかもしれないけれど、原発というものを含んでいる社会っていうのは、同じように、いのちを脅かすものをすでに、たくさん内包しているってことでもあるのだと思う。

わたしたちは知らず知らずのうちに、いろいろな問題を自分たちの暮らしの中に、溶け込ませて、「あたりまえ」にして生きている。
でも、不自然な「装置」はあちこちにある。不自然、というのは、いのちをないがしろにする、という点でなん

だけれど。

その中でも食の世界は、放射性物質の問題以前に、かなりヤバいことになっている。その「ヤバいこと」は平気で毎日やっているくせに、放射性物質の問題だけいうのは、ちょっとバランスが悪いように思うんだよね。

もうね、利潤追求の会社がたくさんになって、「人のいのちよりもお金が大事」という世の中で、食べものは、まったくもって、⑰おかしなことになっているんです。

ただ、その「おかしなこと」に目を向けるばかりでは本当にこれまた意味がないから（怒ったりすると、その怒った相手にエネルギーをあげる、というからね）、そうじゃなくて、事実を知った上で、エネルギーの高いもの、元気が出るもの、たのしいもの、おいしいもの、統合していくような種類のもの、そういったものに、注目していけるといいよね。

そうやっていってやるだけやって、それでも、もうどうし

⑰**おかしなことになっている**
94〜95ページに、参考になる本をご紹介しています。ネガティブな方向に引っ張られすぎるのはどうかと思うけれど、でも、事実を知ることは大事なことだと思います。事実を知った上で、「あるもの」を選び、感謝し、たくましいからだづくりを行っていく。これが、今の社会を生き抜くための態度かなと思っています

ようもなくなったらしかたないよね。そういう気持ちで生きていたら、逆に、よりよいものが寄ってくると思う。どこかあけっぴろげな態度こそが、自由な自分になるってことなんじゃないかなって思っているよ。

怖い怖いっていっていると、やっぱり怖いものを引き寄せるよね。これ、単純な宇宙の法則。

「いい／悪い」って、すごく左脳的で、今、生きている世界でのちいさな価値観にとらわれているものだと思うのね。

それよりも宇宙の法則とか自然の法則とか、ずっと永遠に変わらないものに自分を合わせると、人生が自然にスムーズなものになるよ。本当に！！

すーっごく簡単なことだから、ぜひ、自分で試してみてね。

未来の食事って？

食っておもしろいなあって思う。
たとえば、冷えとり健康法をちいさいころからしっかり

⑱左脳的
40ページ参照

とやって育った男の子[19]を取材したことがあるのだけれど、彼は、どうしても学校で薦められていたしかたなく行った1回[20]以外は、一度も病院へ行ったことがない。生まれてこのかた、一度も薬を飲んだことがない。予防接種も受けたことがない。なんかね、すごく、シンプルなの。すべてが。

そんな彼をよく観察していると、とにかく、小食なんだよね。びっくりするほど小食。でも、タフなんだよね。（ちなみに彼は子どもの頃からほとんどお肉を食べたことがない。からだが受けつけないんだって）

すごく燃費がいい、といったらいいのかな。

小食は、どんな健康法も凌駕（りょうが）する、からだとこころとたましいの栄養になる食べ方だと思っているよ。

きっと、未来はみんなの食事の回数は減っていくだろうね。小食ですむ、って、ほかのことが豊かになることとつながっていると思う。

[19]男の子
286ページに登場する蜂屋佑樹君のこと

[20]学校で薦められていたしかたなく行った1回
部活で骨が折れて、先生がとても心配したので病院に行ったときの1回。「もし学校で折れたのではなかったら、半身浴をして、自分で治したと思う」と蜂屋君はいっていました。なお、心配や不安が強い場合、緊急時、重病の場合は専門の医師にぜひ相談してください

わたしはね、『アナスタシア』という本の主人公のアナスタシアの食事を、とってもすてきだなって思ってる。

食べる時間はまちまち。やっぱり少ない量でよくてね。主に、木の実とかを食べているの。食事のことは心配しなくても森の動物たちが運んできてくれたりするよ。

おとぎ話みたいだって？

でも、わたし、未来は人間はそういうふうになっていくと思っている。一見原始に戻るみたいなんだけれど、でもものすごくハイパーで、うつくしくて、シンプルで、無邪気な感じ。

「食べることにくよくよするな」って、古くからいわれていることばだけれど、本当に、そう。

ただただ自然に沿う生活をしていたら、必要な食事は与えられるものなんだよね。そういったことがこれからますます突きつけられてくるように思っているよ。

㉑アナスタシア
ロシアの森深くに住む、うつくしい女性、アナスタシアが語る、人間と自然、宇宙、神の真実について。ロシアで100万部を超えるベストセラーになり、世界20ヵ国で翻訳が読まれています。食べもののところの記述など、あたらしい発見と気づきがいっぱい！　とにかく大好きな本！『アナスタシア』（ウラジーミル・メグレ＝著　岩砂晶子＝監修　水木綾子＝訳　第3巻までナチュラルスピリット＝刊、第5巻まで直日＝刊）

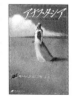

コマーシャルの世界から抜け出すと、楽になるよ。「からだ＝自然中心」になるからね。「頭中心」は疲れるし、根本の解決につながらないことが多い。食べることは、そんな「いのちを中心とした暮らしかた」と、深くそして太く関わっていることだって思っています。

ぜひ、やれることからやってみて。きっと、自分自身にたのしい変化があらわれるよ。

☆今日いますぐにできること
新鮮で、エネルギーの高そうなものを、さっそく食べてみる
加工食品はやめて、自分や誰か顔の見える人がつくったものを食べる
小食にする

◇近いうちにできること
食材を丸ごと食べることにトライしてみる
自分の体質を知って、自分に合うものを食べるように

㉒シンプル
アナスタシアは、いつ、どう食べるか、一切気にしていません。必要なものは動物や自然が運んでくれて、木の実やドライフルーツなどを食べています

㉓古くからいわれていることば
たとえば聖書のことばとか。「だから、わたしはあなたがたにいいます。自分のいのちのことで、何を食べようか、何を飲もうかと心配したり、また、からだのことで、何を着ようかと心配したりしてはいけません」（マタイの福音書6章25節前半）

してみる

♡将来おすすめしたいトライ
「ルネサンスごはん」を本格的につくってみる

◎おすすめの本
『あたらしい自分になる本　増補版』
(服部みれい＝著　ちくま文庫)82ページ「食べものと食べかた」
『あたらしい食のＡＢＣ』(服部みれい＝著　ＷＡＶＥ出版＝刊)
『新版　万病を治す冷えとり健康法』
(進藤義晴＝著　農山漁村文化協会＝刊)
『増補改訂版　医者知らず「冷えとり」で完全健康人生』
(進藤義晴＝著　海竜社＝刊)
『新版　ごはんとおかずのルネサンス　基本編』
『ごはんとおかずのルネサンス　真実のおせち料理編』
『ごはんとおかずのルネサンス　四季の息吹・今昔おかず編』
『ごはんとおかずのルネサンス　心嬉しい炊き込みご飯と味噌汁編』
(いずれも弓田亨、椎名眞知子＝著　イル・プルー・シュル・ラ・セーヌ企画＝刊)
『わたしが輝くオージャスの秘密』
(服部みれい＝著　蓮村誠＝監修　ちくま文庫)

■食について知りたい人に
『雑食動物のジレンマ』上下刊
(マイケル・ポーラン＝著　ラッセル秀子＝訳　東洋経済新報社＝刊)

『ジェーン・グドールの健やかな食卓』
(ジェーン・グドール、ゲリー・マカボイ、ゲイル・ハドソン＝著
柳下貢崇、田中美佳子＝訳　日経BP社＝刊)
『食べることも愛することも、耕すことから始まる』
(クリスティン・キンボール＝著　小梨直＝訳　河出書房新社＝刊)
『いのちの食べかた』
(森達也＝著　イースト・プレス＝刊、角川文庫)
『健康と食事』
(ルドルフ・シュタイナー＝著　西川隆範＝訳　イザラ書房＝刊)
『タネが危ない』
(野口勲＝著　日本経済新聞出版社＝刊)

✧「ごはんとおかずのルネサンス」プロジェクトでは、定期的におかず講習会を行っています。開催の日程など詳細は、下記のブログをご参照ください
renaissance-gohan.cocolog-nifty.com/blog

文庫版新章　シンプルに！ 大らかに！ たのしく！

もう一度 食べものと 食べかたの話

食べものの話のさらに続編だよ！
ここ数年、続けていること、
あらたに知った知恵、情報……。
現在の結論でいうと、
とにかく「気持ち」や「意識」が大切。
そして、「空気」や「水」も大事ってことかな。
シンプルなことの中に
ヒントがありそうだなって思っています！

最近の食生活は……

さて！　この本でも「食べものと食べかた」の話をしたけれど（70ページ～）、発刊当時（2013年）から現在（2016年）の間に変わったこと、変わらないことを、まずお話するね。

変わらないことでいえば、根本的な食への見方はまったくもって変わっていないよ。

食べるときには、「小食」「よく嚙む」「粗食」や「感謝して食べる」など、「冷えとり健康法」の食への考え方をベースにしているし、「ルネサンスごはん」（78ページ）も続けてる。出汁をしっかりとって、全部食べるとか、ご飯を炊くときの工夫とか……。すごく簡単だし、美味しいから続けられるのかな。
あと、昼にしっかりした重めの食事をして、夜には軽いものを食べるという「アーユルヴェーダ」の考え方ももちろん続けているよ。「アーユルヴェーダ」でいえば、自分の体質に合ったものを食べるとか、オージャス（生命エネルギー）たっぷりの食べものを摂るということも大切にしてる。オージャスがたっぷりなものでいえば、旬の新鮮なできるだけ採れたての食べもの、できたてで

①**オージャス**
オージャスが多い食べ物といえば、炊きたてのご飯、新鮮な採れたての野菜など。逆に、タバコやお酒はオージャスを破壊するのだとか

つくりたてのあたたかな食事などなど。

基本は、1日2食。和食で菜食。

玄米かそうでないかはこだわっていなくて、理想は、五分づきとか七分づきのご飯（なければ、玄米だけ食べたり、また、玄米と白米を混ぜて炊いたり、白米とタイ米、雑穀を混ぜて炊くなどしているよ）。それを、「ルネサンスごはん」方式で炊いている。

それにお味噌汁。これも「ルネサンスごはん」方式で。出汁をしっかりとって、旬の野菜でお味噌汁をつくる。

おかずは、野菜やお豆、海藻が中心。
①

ベジタリアンではないけれど、自宅でつくって食べる時には、野菜や植物性のたんぱく質のものを使って調理をしているよ。思想信条でこうなったというより、なんだか、自然とそうなっていってしまったという感じかな？

①野菜やお豆、海藻が中心
よくいわれる食べ方＝「まごわやさしい」で食べるのがやはりいいのかなと思っています。わたし自身は、自分の体質を鑑みて、「まごわやい」中心で食べてます。魚は主に、お味噌汁の出汁に入れる「いりこ」など小さな魚が中心です

ま……豆類
ご……ごま
わ……わかめ
や……野菜
さ……魚
し……しいたけ
い……芋類

なお、卵、乳製品は、完全に避けているわけではありませんが、ごくたまに食べる程度です。お料理には、牛乳の代わりに、豆乳やライスミルクなどをつかっています

②スーパーでお魚やお肉を買うことは、ほとんどない。

これに、お漬物。
ぬか漬けとか、③今住んでいる地方でよく売っているお漬物とか。

……って！！！

ふつうすぎるね！！（ゴメンナサイ）

でも、こういう流れに、自然に行き着いた。

断食も体験したよ！

さて、この3年間で食に関して試したことは……相変わらず（笑）、あれこれあるよ。

まずひとつは、断食。

3日の断食合宿に、何回か参加した！

②スーパーでお魚やお肉を買うことは、ほとんどない
うちには猫がいて、その猫のごはんをつくる時には、鶏肉やお魚を購入しています。それ以外で白いトレーがたまることもなく、ゴミが増えるストレスからも解放されました

③今住んでいる地方でよく売っているお漬物
赤カブ漬け。飛騨高山の名産品。無添加のものも売っていて、愛用しています。すごくおいしいんです！

その合宿では、完全断食ではなくて、途中で、野菜スープが出たりするもので、そんなに苦しまずにできる断食だったよ。

食についての座学を学んだり、散歩をけっこうな量行ったり（断食中は、からだを動かすほうが浄化が進むみたい）。

がんなどの重篤な症状をもっている人が、けっこう元気に歩いていて、びっくりした！

断食すると、本当に、いかに、いつも、「なんとなく」食べているかがわかる。
食べものを食べられるってありがたいなあとか……。

断食をすると、わたしにはこういう効果があったよ。

- **目がキラキラしてくる**
- **頭が冴えてくる**
- **シンクロや気づきが増える**
- **からだがよく動くようになる**
- **精神的に穏やかになる**
- **肌がしっとりときれいになる**
- **食べるときに感謝の気持ちが増すようになる**
- **小食を実践しやすくなる**

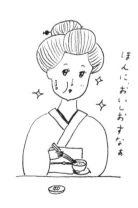

ほんにおいしおすなぁ

あとおもしろいのが、断食後、

●人生の毒出しのようなことが起こり、より浄化が進む

ってことなんだよね。
断食後に、人間関係がガラリと変わるようなことが起こったり、過去のわだかまりを浄化するようなできごとが起こったり……。

大憤慨したり、大泣きしたり……でも、終わったらすっきり！　みたいなことが起こったよ。

しかも、回数を重ねていくと、断食前に（！）人生の毒出しみたいなことが起こるようになって……断食すると、自分の中に「無」の部分ができて、人生や意識の進化が早まるのかな？

とにかく、どういうメカニズムでそうなるのかはわからないけれど、断食をすると必ずそういう「できごと」がわたしの場合は起こった。

実際、断食合宿中に、わけもなく大泣きしている人もいたよ。からだの毒出しが進む場合もあれば、こんなふうに、こころの毒出しが起こる場合もあるんだね。

あと！　すごくおもしろいのが、断食から帰ってくると、とにかく、部屋をきれいにしたくなること。もうひたす

ら、部屋の掃除をしてしまうんだよね！

まさに、自分自身と環境が呼応している例。

④部屋を掃除すると、からだがきれいになるし、この断食後のように、からだがきれいになると、部屋もきれいに⑤なるというわけ。

すっごくおもしろいよね！！

プチ断食をするならば

なお、断食は、本格的なものは、専門家について行うのをおすすめするよ。

というのも、断食自体、というより、断食後の回復食が、とても大切だといわれているの。断食後に、突然、すごいご馳走を食べるのは自殺行為だといわれてる。

最初は、重湯とか、おかゆとか、スープとか、回復食と

④部屋を掃除すると、からだがきれいになるし
部屋をきれいにする話でいえば、『あたらしい自分になる本 増補版』（ちくま文庫）部屋の大浄化作戦（110ページ）もぜひご参照＆再読ください

⑤からだがきれいになると、部屋もきれいになるというわけ
ちなみに、人間という存在は自然とも呼応しているんじゃないかと思っています。人のからだが浄化されると、自然環境も整っていくのではないかと……

呼ばれるものを、数日かけて食べていって、ふだんの食事に戻していく。せっかく、断食によって純粋になったからだに、いきなり激しい食べものを食べるとからだがびっくりするんだろうね。

ものすごく純朴で素直な中学1年生の子が、いきなり爆音のクラブに連れて行かれたイメージ？

なんでも度がすぎるとよくないんだよね。

自然に、滑らかに、徐々に……というのが自然なのかな。

あ！　断食合宿に行けないという人には、七号食、六号食、五号食、などというのもおすすめだよ。

七号食は、玄米のみ（場合によっては胚芽米などにする。ゴマ塩、梅干し、たくあんは食べても良い）、六号食は、玄米にお味噌汁のみ、五号食は、玄米とお味噌汁に野菜のおかずというもの。

玄米だけの七号食

＋お味噌汁で六号食

＋野菜のおかずで五号食

これを10日間続ける。

そのあいだ、間食はしない。カフェインも酒類も摂らない。

これだけでも充分、すばらしい体験になるはず。

もちろん、ふだん、朝昼晩、3食食べている人が2食にしたり、2食の人が1食にしたりする……そんなプチ断食もいいよね。

甘酒だけで過ごしたり、野菜ジュースだけで過ごすプチ断食もある。新月や満月はそうしている、という人の話もよく聞く。

そうそう、わたしは、ふだんから、もう長いあいだ1日2食（昼と夜）なんだけれど、1日1食を実践する人⑥もとても増えているみたい。

食べ過ぎたなあという時や、何か食欲がない時、あと、体調が悪い時に、勇気を出して1食抜くと、調子がよくなるはず（これは、自分で人体実験してみてね）。

⑥1日1食を実践する人
誰でも知っているタレントさんとか……1日1食っていう話をよく聞くよね。特に外食が多い人は、1日1食でいいのかも

親の世代や、親の親の世代などは、「弱っている時ほど食べないと！」という思い込みがすごい！！

でも、本当にそうなのかな？

動物って、からだが弱っている時、食べないよね。
ただただじっとしてる。
食べ物を消化するエネルギーを、治癒のエネルギーに当てているんだと思うの。
これは人間にもあてはまると思うんだよね。

えっ？　食べないと心配だって!?

確かに、体調不良の時、食べないと不安で仕方がない、という人は、心配してクヨクヨするくらいなら食べたほうがいいかも。
ただし、消化のよいものにするとか、小食にするなどの工夫はできるよね。

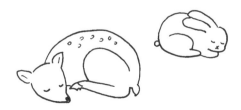

世にも自由な「不食」の話

あと、『あたらしい自分になる本　増補版』でも書いた通り、近年では「不食」を実践する人が世界中で生まれはじめてる。

東京で弁護士をしている秋山佳胤さん。
⑦～～～～～～（よしたね）

この人は、食べものはもちろん、水さえもいらないという状態で生きてるの！！！！！

びっくりしてしまうよね。
ちなみに秋山さんは2年間かけて徐々に徐々に不食にしていったのだって（くわしく知りたい人は、ぜひ秋山さんの本を読んでみてね）。

時々不食というと、「えーっ！？　本当は食べてるんじゃないの？」という人がいるんだけれど、わたしは、

⑦秋山佳胤さん
1969年生まれ。東京・半蔵門にて、主に知的財産権を扱う弁護士として活動中。医学博士、ホメオパス、コーヒー焙煎士としての顔も。著書に『不食という生き方』（幻冬舎＝刊）、『誰とも争わない生き方』（PHP研究所＝刊）、『食べない人たち』『食べない人たちビヨンド』（森美智代、山田鷹夫＝共著　マキノ出版＝刊）、『秋山佳胤のいいかげん人生術』（エムエム・ブックス＝刊）などがある。「不食」については、『あたらしい自分になる本　増補版』266ページもご参照ください

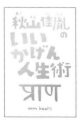

『マーマーマガジン フォーメン』という雑誌の創刊号⑧で、実際に取材したから、本当だとわかるよ。

だって、食べている感じがまったくしないんだもの‼

一緒に、台湾料理屋さんへ行った時も、ただただニコニコと黙って座っていらっしゃった。便宜上（！）、オレンジジュースを頼んでおられたけれど、ひと口だけ飲んだか飲まないか（たぶん飲んでいない……）くらいでコップを置かれて、あとは、ただ座っておられたの。

本当に食べるということがもう必要なくなっているのだと思う。

ただね、秋山さんには、別に食べているものがあるの。

それは……

プラーナ（気）

なの。

⑧『マーマーマガジン フォーメン』
『マーマーマガジン』の男性版。創刊号が「不食と小食」特集。2号は「パーマカルチャー（持続可能なライフスタイル）」特集

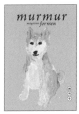
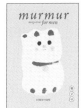

この空気中に存在するプラーナを飽食（！）しているのだって！！

秋山さんは、もう意識状態（脳波の状態）が、いつもシータ波とかデルタ波とかいう状態になっていて、至福の意識レベルなのね。

わたしたちは、通常、ベータ波で、リラックスしているとアルファ波になるレベル。そのさらにもっといい状態に、秋山さんはいつもいるそうなの。

プラーナを摂取できるようになると、その脳波になるのか、その脳波のレベルになるとプラーナを摂取できるようになるのかはわからない。

ただね、わたしたちもプラーナを摂取しているらしいよ。ほら、ぽかぽかした昼下がりに、草むらでぼうっとしていたりするとうっとりするほど気分がいいじゃない？ああいうときに、太陽からエネルギーをもらっているんだって。そのときに摂取しているのが、空気中のプラーナらしいの。

でも、そのプラーナだけで、生きられる存在がいるって……だって事実なんだよ！！……おもしろい事実だなあと注目してる。

だってサ、「食べなくていい」ということは、栄養学と

か医学とかの事実を覆すものであるし、また、どうして働くの？　とか、なぜ農産物を生産するの？　といったことも、根底から考えさせられるような事実だなと思ってる。

いや、わたしは別に「不食」をしましょう！　とか、「不食」を礼賛しているわけじゃないんだよ。ただ、この「事実」に注目しているし、なんというか、本当に食への「思い込み」が外れるきっかけになったんだよね。

あたらしい時代がやってきているんだなぁと思ってる。

グルテンフリーを試してみたら

あとね、ここ数年で試したものでいえば、グルテンフリー生活、があるよ。

わたしの周りでグルテンフリー（特に小麦粉抜き）を実践する人が増えてきて、なんだかその人たちの調子がよさそうなことや、テニスプレイヤーのジョコビッチの本を読んで、すごく興味が湧いたの。

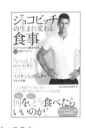

⑨ジョコビッチの本
『ジョコビッチの生まれ変わる食事』（ノバク・ジョコビッチ＝著　タカ大丸＝訳　三五館＝刊）。すごくおもしろい本だったよ！『小麦は食べるな！』（ウィリアム・デイビス＝著　白澤卓二＝訳　日本文芸社＝刊）もおすすめです

1か月試したところ……

どうなったか……

……

……

特に変化はなし！（笑）

あと、あまり苦しくはなかったかな。

⑩中には、中毒のように、小麦粉のものを食べたいという人がいるようなんだけれど……

でもね、その後、自然とパンやパスタを食べることが少

---

⑩中には、中毒のように、小麦粉のものを食べたいという人がいる

亡くなった母がそうでした。母は肝臓がんを患っていたのですが、亡くなる前の数年間、断食や玄米菜食を実践する中で、とにかく小麦粉のものを、中毒患者のように食べたがったのです。かかりつけの先生は、「がんが、小麦粉を食べたがっている」（がんの餌になる）という表現を当時よくなさっていました。なお、過食や拒食も「中毒症状」と聞いたことがあります。まずひとつには、「食」をコントロールしようとしないで、親子関係や、愛情に関する問題など、根本の原因を探り、そこの解放を焦らずはじめること。もうひとつは、「中毒症状」であることを理解して、その状態を継続しない、ということなのかなと思っています。拙著『あたらしい食のABC』（WAVE出版＝刊）にも少しですが、過食と拒食について書かせていただきました。参考になればさいわいです

なくなった。その結果、和食が中心になって、体調がよくなった、と感じるかな？

小麦粉の代わりに、最近では、米粉を使ったり、グルテンフリーのパスタやうどんを食べたりもする。米粉のパンを食べたりね。

あと、遅延アレルギーについても数年前から注目されているようだけれど、グルテンに限らず、自分に合わないものを避けるというのは、すごくいいのかもしれないなと思っているよ。それは、本当に、人によってまったく違うものなんだよね。

わたし自身、遅延アレルギーは調べていないけれど、でも、「これを食べたら具合が悪くなるなあ」とか「やたらと眠くなるな」とか、自分を観察しているとわかっていくよね。それを避けるようにはしているよ。

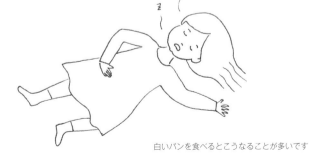

白いパンを食べるとこうなることが多いです

空気と水も大事だよね

なお、現時点での最新情報によると……最近出合ったある先生は……「生きていく上で、食というのは、1〜2割くらいしか関係ない」っていってた。

それよりも、呼吸のほうが大事だって。

そりゃそうだよね。
食事している時間と、呼吸をしている時間を比べたら圧倒的に呼吸の時間が長い。

食事をするのをやめても、呼吸するのを1分でもやめたら、人間って死んでしまうのだもの。

だから、呼吸を深く長く、その質を良くするということも大事なのかな。

呼吸のベースである、空気がいいことも、実は、思っているより大事なのかもね。⑪

---

⑪空気がいいことも、実は、思っているより大事なのかもね
これは、東京の原宿から、岐阜の美濃に引っ越して、暮らしてみて実感したことです。空気と水がいいことが、からだやこころにとってこんなに快適だとは! あまりにあたりまえかつ、驚きの発見でした

とにかく大切なことは、神経質になりすぎないこと、なのかも。

わたしは地方に引っ越して、山間のちいさな町で暮らしてみて、空気と水がよければ、食べものことに神経質にならなくても、問題ないという結論に達した。

東京のど真ん中にいるときには、やたらとハーブティを所望していたけれど、今となっては、別に、ハーブティじゃなくてもいいという感じ。

ベースが自然でいっぱいだからね。

おもしろいね。

冷えとり健康法でも「少しの毒はよい」といわれているしね。「少しの毒」はかえっていい働きをするんだよね。

とにかく、基本を押さえたら、大らかに構えていること……なのかな。

そうそう、何を食べるかも大事だけれど、同時に食べるわたしたちのこころや意識だってすごく大事。

●たのしく
●感謝して

が基本なのかな。

さあ！　旬の食材を使って、シンプルでとびきりおいしいご飯をつくってみようか。

ワクワクするごはん、新鮮で出来たてのごはんは、わたしたちのからだだけでなく、こころもたましいも元気にするよ！

どうぞどうぞ、たのしんでね！

> ☆**今日いますぐにできること**
> 食べる時に、感謝して食べる
>
> ◇**近いうちにできること**
> この項目で紹介している本や関連している本を読んでみる

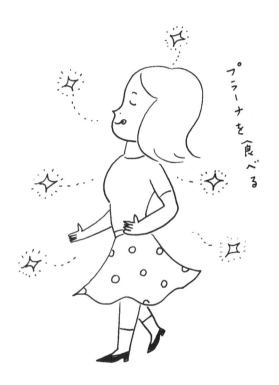

「自分を頼って生きる」きっかけに

布ナプキン その後のはなし

布ナプキンも、本当によく認知されるようになりました！
もちろん、まだ「えー、むりー！」という人も
多いかもしれません。
でも一方で、快適な「布ナプ生活♡」を送っている人も
続々と増えているようです。
今回は、そこからさらに一歩前進して、
「月経血コントロール」についても触れていきます。
ものに頼るのではなく、自分を頼る生き方は、
自由そのものなんです。

あちこちで見かけるように

「布ナプ」を取り巻く状況も「冷えとり」同様、本当に変わってきているよね！

「『よね！』っていわれても知らないよ……」という人も多いかもしれないけれど……。

なんでも、布ナプキンが売っている薬局があったとか（わたしはほとんど薬局に行かないので、聞いた話ですが……）！　あと、以前に原宿の某雑貨店へ行ったら、そこにも布ナプキンのコーナーがどどどん！とありました（本当に感動したよ！）。

『あたらしい自分になる本』を出したころだと、自然食品店や、オーガニックコットンのお店、アースデイのような自然派のお祭りに行かないと、布ナプキンってなかなか手に入らなかったものです。

①**自然食品店**
オーガニックコットンのお店
わたしが買っていたのは以下のお店です。
●クレヨンハウス　東京店
東京都港区北青山3-8-15
03-3406-6465
●メイド・イン・アース　自由が丘店
東京都世田谷区奥沢7-3-10
T-STYLE自由が丘1F
0120-697-510

②**アースデイ**
アースデイは、全世界的に行われている環境イベント。日本では毎年4月下旬に代々木公園で行われるアースデイ東京ほか、各地でイベントが行われています。
●アースデイ東京
www.earthday-tokyo.org/
●アースデイジャパン（日本各地のアースデイ情報）　www.earthday.jp/

それが！　とっても広がっている様子。
きっと、きもちがいいからだね。からだって、本当のここちよさがちゃんとわかるんだよね。

すべての日を布で過ごすように

もちろん、わたしもあれからずっと布ナプキンを使っているよ。
でもネ、使い方がすっかり変わったんです。
2年前は、まだはじまりと終わりだけ、という感じだった。多い日や、外出するときなどは、市販の紙ナプキンを使ったりもしていたし。

ところが、この3か月くらい（2013年当時）は、すべての日（だいたい4日間）、布ナプキンしか使っていないよ。
オール布ナプデー。
そうしてね、あのころ興味をもっていた

◎月経血コントロール

③はじまりと終わりだけ
布ナプキンをはじめて使うのだけれど、どうしても抵抗があって、という人におすすめなのが、生理のはじまりと終わりだけ（月経血が少量のときだけ）使用するという方法。布ナプキンの楽さに、びっくりするはずです！

④月経血コントロール
月経血を膣内にためておいて、トイレで排泄すること。昔の女性は、下駄をはき、鼻緒を指でしめ、内股気味に歩いていたため、自然とこのコントロールを行っていたといわれています

を、とうとうやりはじめました！

(恥ずかしながら、ムーンカップ⑤はまだ使っていないの。来月こそは、来月こそはと思いながら2年も経ってしまった……)

とうとう、っていうか、なんとなくはじめているという感じなんだけれど。
布ナプキンを使うようになってから、トイレやお風呂のほうが月経血が自然に出るような状態にはなっていたのね。

でも、今はもっと、そうだな……おしっこみたいに、「あ、今出そう」(おしっこ的にいうならば、「あ、もれそう」)と思って、止めて、トイレへ行って出す、ということが前よりうまくなりました。

おしっこみたいに膀胱にためるのではなくて、膣のところで止める、というような感覚なのだけれど……。

⑤ムーンカップ
膣の中に挿入して使うシリコンでできたカップの商品名。同様の形状で「ディーバカップ」という商品もあります。通販サイトなどで入手できます

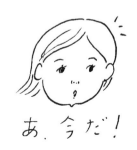

あ、今だ！

うまくできる人は、80％くらいを、トイレで出せるようになるのだって。逆に20％くらいしか出せないというケースもあるらしいけれど、でもどっちだっていいよね。出せるだけ出すことができたなら。

月経血コントロール、なんか、たのしいんだよね。

自然にできるようになったのは、布だと、できるだけ汚したくない、という気持ちがおのずと働くからだと思うのだけれど、なんだろうな……、意識してみると、単純に、たのしいよ！

からだとお話ししているみたいな感じというか。
それにからだも応えてくれている感じというか。

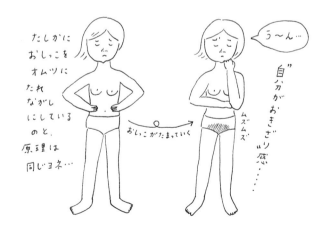

なんだろうなあ、あの感覚。これは、やってみないとわからないかもね。

ほら、おしっことか、基本は、もらしっぱなしにしないじゃない？（最近じゃ、尿漏れも多いらしいけれどもね……）

基本はそれといっしょだもんね。

おしっこ出したら、なんかすっきりするじゃない？
それと、どこか似た感じもある。

なにせ、自分、というものが頼りになるって感じかなあ。「自分」が置き去りじゃないわけ。それに比べて、「たれながし」ってどこか自分が置き去りなんだよね。自分のことなのにね。

しみじみとしみた春光さんの話

それにしても、すべての日を布ナプキンだけで過ごすようになったのは、この数か月のことなんだけれど（2013年当時）、そんなふうになったのは、ある猛烈なきっかけがあったからなの。

『排経美人のすすめ』という本を書いている才田春光さんという女性に出合ったのね。

春光さんは、「排経」といって、月経血を排出すること、つまり月経血コントロールをすすめている人。それで、春光さんから、肌のこと、子宮のこと、いろいろなお話を聞くうちに、

◎**これはもう、どんな日も布ナプキンだけにしよう**

って、はっきりと決めたんです。

春光さんからお聞きした「しみじみとこころにしみた」話を、すこしだけご紹介するね。

膣も吸収する……!?

人ってさ、息をしているじゃない？ だから鼻からいろいろなものを吸収しているよね。

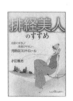

⑥『排経美人のすすめ』
月経血コントロールを学ぶのに最適な一冊。付属のDVDでは、子宮をきれいにする3Q体操を紹介しています（才田春光＝著　シルクふぁみりぃ＝刊）

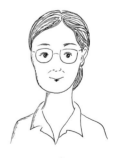

才田春光さん

あとさ、息をしたり、ごはんを食べたりして、口からも吸収している。

さらにもうひとつ、体内に外側のものを入れているところがあるの。

どこだと思う？

うん。皮膚なんだよね。

「経皮吸収(けいひきゅうしゅう)」というのだけれど、腕の内側の吸収量を1としたら、ナプキンをあてるところ……つまり膣のところというのは、42倍とする資料があるんだって！

これはショックだったよ……。

つまり、膣のところから、も、の、すごーく、いろいろなものを吸収しているかもしれない、というわけ。

たとえば、口から、からだに悪いものを食べたとするじゃない？　そうしたら、吐いたり下痢したりするよね。吐けないものは、肝臓で解毒しようとするそうだよ。それで、

えっショック!!
経皮吸収
42倍!?

体内に入ったものって90％は排出されるんだって。

ところが、です。

経皮吸収したものは、血液に入るため、最初に食道や消化器官を通過せず、排出までに時間がかかる。つまり、体内にたまってしまうおそれがある、ということなのね！

し・か・も。

有害な化学物質の中には脂肪細胞にたまりやすいものがあるという説もあって。体内で脂肪細胞が多いのは……

女性は乳房と子宮。
男性は前立腺だって。

……。

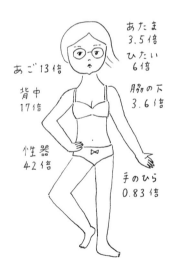

あたま 3.5倍
ひたい 6倍
あご 13倍
背中 17倍
脇の下 3.6倍
性器 42倍
手のひら 0.83倍

⑦腕の内側の吸収量を1としたら
参考：『排経美人のすすめ』

紙ナプキンは、石油系の素材で、デオドラント剤などの化学物質が使われている。それが、腕の内側の皮膚の42倍もの吸収率のあるところにあたっているんだよ。

そうだな、膣のところを、「下の口」って表現したりするよね。まあ、確かに膣の存在って口の存在に近いよね。

口にさ、紙ナプキンあてていると思って。どう？ どんな感じがする？ よく想像できないって人は、実際にあててみるとわかると思う。え？ あてるのもいやだって？ 確かに息苦しいし、なんだか口に入ったらからだに悪そう。というか、不快な感じがする。

でも、そういうものを毎月、膣のところにあてているのだよね。

それがからだにどう影響するかは、まだはっきりとわからないし、疑いの段階ではあるけれど、通気性の悪いものをあてていれば、かぶれなどの皮膚トラブルが起こる可能性もあるし、さらにもし、有害な物質が吸収されたらどうなるか……。

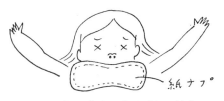

口に紙ナプあてたくないかも

それだけじゃなくて、おかあさんの子宮にやどって、そうしてうまれてくる子どもにも影響があるとしたら……。

春光さんは、流産やアトピーなどの子どものトラブルと、子宮の状態が関係あるんじゃないかと疑問をもっているってお話ししてくれた。

実際今、子宮の病気をもっている人も本当に多いよね。もちろん、食べもの、水、空気、電磁波、情報の過多、ストレス、生活習慣……いろいろなものが関係していると思うよ。でも布ナプキンに変えて生理が変わる人、たくさんいるんだよね。

何よりも、生理の手当てを、便利な紙ナプキンに頼るという姿勢そのものが、病気やトラブルの発見の遅れにもつながっているんじゃないかな。生理に意識的になることで、病気やトラブルが深刻になる前にケアができたり、生活習慣を変えることにもつながると思う。

⑧流産
もちろん、いろいろな原因があってのことだと思います。また、産婦人科医・池川明さんの『子どもは親を選んで生まれてくる』（日本教文社＝刊）といった著書をはじめ「胎内記憶」に関する本を読むと、流産にもさまざまな理由や意味があることがわかってきます

悪い男とつきあうと……

紙のナプキンはとっても便利だよ。すごく助かることもある。でも、春光さんは、紙のナプキンは悪いボーイフレンドみたいなものだっていっていた。

最初は頼りになると思ってた。でも、だんだんと「あなたなしでは生きられない」ってなる。ところが知らないうちにからだが悲鳴をあげはじめる（かゆみが出るなど……）。

次に、市販の薬を塗りはじめる。そうすると、もっと悪くなる場合がある。さらに病院へ行く。お医者さんによっては、「患部を洗い流しなさい」でおしまいのケースもある。でも、一方で薬ばかり渡されて、さらに原因がわからなくなってしまうことも……。

もっといったら吸血鬼みたいだって。

吸血鬼の特徴をあげてみるよ。

⑨悪いボーイフレンド
悪いボーイフレンドとつきあうと……お金がかかって、からだは不調になり、こころはだんだんと暗くなっていき、仕事は冴えなくなっていき、生活はだらしなくなって、いつも相手に依存するようになって、自分で考えなくなってしまって、感謝をしなくなり、友人たちとも離れていき、肌はガサガサ、声はガラガラ、性格もひねくれ、愚痴や悪口、不平不満ばかりいうようになり、将来は不安で、いつも心配ばかりして、勇気を出すことができず、でもプライドばかり高くなって自信は失ってしまう。もちろん全部そうなるという意味ではなく、あくまでもイメージですが。現実の意味でも、メタファとしても、「悪いボーイフレンド」には気をつけたいものです

◎イケメン……見た目が一見清潔そう
◎魔力を使って女性に近寄る……CMの力で購買意欲をそそる
◎日光にあたらない……布ナプキンのようには日光のもとで干せない
◎人目につかないところにいる……ポーチの中だよね
◎招かれないと家に入れない……自分で買ってくるものだものね
◎血を吸う……高分子吸収シートって、「もっともっと」って血を吸うの
(ちなみに、スーパーでお刺身やお肉を買うと、パックに白いマットのようなものが敷かれているよね。あれ、なんと、「ドラキュラマット」っていうのだって!)

こうやって、悪いボーイフレンド、もとい吸血鬼とつきあっていると、どうなるか。

どんどん骨盤底筋は衰えていく。感度はどんどん失われていく。
だって、「男」のいいなりだからね。吸われっぱなしの、たれながしっぱなし!

人ってね、不快な状態が続くとどうなるか知って

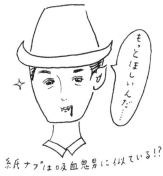

紙ナプは吸血鬼男に似ている!?

る？　たとえば、紙おむつを換えてもらえないあかちゃん。おむつに、おしっこやうんちがたまっていって……。どう解決するかというと、自分を鈍くするんだって。そう、感度を鈍らせるの。

そういうあかちゃんはおむつを換えようとすると今度はいやがるのだって。

悪い男、いや、吸血鬼のなすがままになっているわたしたちのたいせつな部分だって同じだよ。

今、わたしたちの骨盤底筋はゆるみすぎて、若いのに尿漏れをしたり、あとは、子宮脱、という状態になる人も増えているのだそう。あそこから子宮が出てきちゃうんだよ!!

子宮ってね、創造の源なんだって。春光さんがいってた。だって、子どもだってそこから、生まれてくるのだものね。

子宮がうつくしい女性になりたいよ。

⑩**今度はいやがる**
ものすごく汚い部屋に住んでいる人が、汚い状態に麻痺してしまい、どんどん汚くしていくのにも似ていますね

⑪**子宮脱**
子宮が膣の外へ飛び出してしまう状態。かつては出産回数の多い女性が高齢になって、起こしやすい症状だったのが、最近は骨盤底筋のゆるみからなる女性もいるとか

なんかそう思ったの。

まあ、それで、とにかくすべての日を布ナプキンにかえてしまったってわけ。

布ナプキン・コツのこつ

布ナプキンもね、いろいろなものがあるよね。

でも、紙ナプキンをただ布のかたちにしたものだったら、あまり紙ナプキンと変わりがないよね。

大事なのは

> ◎天然素材であること
> ◎通気性がよいこと
> ◎しっかり干せて、しっかり乾かせること

だね。

わたしは、まず、これまでもっていた布ナプキンを敷いて春光さんが考案した「スナフ」を肌にあたるところに使っているよ。

すごく楽。「スナフ」は見た目、キッチンのふきんみたい。それを、たたんで使うの。たたむと、何重にも層ができるよね。それで、自然に月経血を吸収してくれる。通気性も抜群。いくつも「面」ができるから、それを、こう、たたみなおしてあたる部分を、換えていけばいい。

あとネ、布ナプキンは、1日に、何回も換えなくていいの。紙ナプキンだと何回も換えないとつらくなってくるよね。もちろん個人差があるとは思うけれど、でも、ものすごく多い日でなければ、朝つけて、そのまま一日中同じ布ナプキンで通すことだってできる。

さてここで、一番多い日、わたしがどうしているかご紹介するよ。

まずよく街で見かけるような布ナプキンを敷くでしょ

⑫**スナフ**
春光さんが考案した布。漢字で書くと、素直布。春光さんが布ナプキンを選ぶときの3か条は、①口につけても安全で、マスクにできるくらい通気性がよいもの。②1枚の布になって、汚れ落ちがよく、乾きが早いもの。③化学染料で染めていないもの。スナフはこの3点を満たしています。ガーゼとさらしの中間のようなコットン素材でできた、シンプルな布で、ハンカチや料理用のふきんなどにも使用可。マーマーなブックス アンド ソックス（murmur-books-socks.com）でもお取り扱いあります

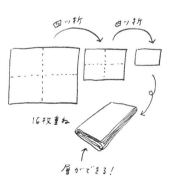

う。その上に、もう1枚布ナプキンを敷くでしょう（多い日はこれにさらに1枚足す）。最後、肌にあたる部分に「スナフ」を敷く。

「スナフ」は何面か使っていく。あと、「スナフ」に経血がしっかりついて、あたらしく使う面がなくなったら、今度は、「スナフ」を、布ナプキンと布ナプキンの間に挟むの。

そうやっていくと、これで1日もってしまうこともある。

もちろんね、交換ができる場所であれば、ジップロックと巾着を用意して、その中にくるんでもっているよ。

におい？　においは本当にしなくなる。
わたしもまわりの人たちも、布ナプキンにしておわなくなったという人がいっぱいいる。ほんとうにびっくり。

だからジッパー付きのビニール袋に汚れた「スナフ」や布ナプキンを入れていてもぜんぜん気にならない。もち

⑬よく街で見かけるような布ナプキン
「えーん、わたしの街ではまだ売っていません！」という方もいらっしゃるかも。インターネットなどで「布ナプキン」と検索してみてください。ただし、おすすめは、春光さんが教えてくれた3か条（131ページ「スナフ」の文中）を満たしたものです

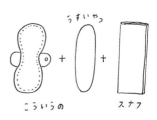

ろん、しっかり閉じて、巾着にいれれば、外からだってぜんぜんわからないし。

それでも、すぐに経血は落としたほうがいいから、セスキ炭酸ソーダ入りの水をもち歩いてスプレーしておいたり、洗える場所があるならさっと洗ってしまうのも手。わたしは汚れたままくるんでジッパー付きのビニール袋に入れておくという方法を続けているけれど……。
それで夜に、お風呂に入ったときに手洗いしてしまうの。

よく落ちるよ！　前は、セスキ炭酸ソーダ入りの水につけていたけれど最近それもやめてしまった。ぬるめのお湯にしばらくつけておいて、手で洗ったら、すぐに落ちる。広げると一枚の布に戻るから乾きやすいし、干していてもはずかしくない！

そうそう、落ちるといえば、『あたらしい自分になる本』では、布ナプキンをしていて、道に落としてしまった話

⑭セスキ炭酸ソーダ
「アルカリウォッシュ」などの商品名で売られています。重曹よりも水に溶けやすく、アルカリの強さが適当であるため、洗浄力があるにもかかわらず、手が荒れにくいといわれています。重曹と同じ無機物であるため、自然に戻しても、生分解の必要がなく、有機物である界面活性剤よりも環境への負担も少ないそうです。わたしは自然食品店などで購入します

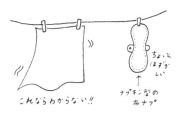

を書いたけれど、あれもね、ちゃんと、意識が、布ナプキンにいっていれば大丈夫。

トイレへ行くたびに落としているって、はっきりいって注意散漫なんだよね。

ま、「悪い男」、いや、吸血鬼君とつきあっていたのだから、そういうボケーッとしたボケ子になってしまったのもいたしかたがないのだけれどもね。テープつきで、頼りきりだったからね。

でも、布ナプキンにして意識がしっかり目覚めると、トイレへ行ったときに、さっと注意が布ナプキンへ行く。そうしたら、落ちないよ、もう。あたりまえのことだけれどね。でもこの程度の気遣いさえできないくらい、テープでしっかりパンティにつかまっていた「悪い男」

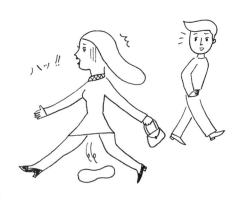

注意散漫

（吸血鬼君）にまかせっぱなしにして、自分の世話をぜんぜんしていなかったって話なんだよね。

考えたらおそろしいことだよ。

ものではなく自分に頼る

こういうふうに生理と向き合っていると本当に、生理がいやじゃなくなるんだよね。悪くない生活だよ、これは。

なんだろな……ていねいに、自分のからだと相対しているって実感がわいてくるの。世話をしている自分も、お世話されている自分もなんだかね、「悪くないね、これ」って思っているのがわかるっていうかね。

紙ナプキンだと、なんか、月経血のついたナプキンって

◎ザ・汚物

って感じだけれど手で自分で洗うようになるとそういう感じじゃなくなる。本当だよ。最初は、「うっ」となるかもしれないけれど続けてみて。ぜんぜんいやじゃなくなるから。紙だったのと「汚物入れ」なるゴミ箱に捨てていたせいで、「汚物感」が、まんまんだっただけじゃないのかな。

アレ？……およびでない？

布ナプキンを洗うようになると、

◎生理ってからだの掃除なんだな

という感じが強まるよ。本当に。
血を見るのがいやじゃなくなる。それより、本当に

◎よい浄化ですなあ

って気分。

だって月経血を洗ったお水をね、植木とかにあげるとす
ごくよく育つんだって！（これはまだ試していないけれ
ど）

これは、いい話だよね。

この話を聞いて、さらに
地球に返すのに本当にス
トレスがなくなった。紙
ナプキン捨てるのは、と
にかくごみが多くなるか
ら、地球にだってよくな

⑮**すごくよく育つんだって**
この話、月経血コントロールを
知るようになってから、経験談
による事例としてあちこちで聞
くようになりました

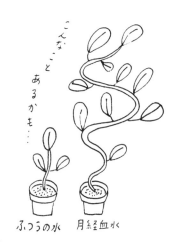

こんなこと
あるかも…

ふつうの水　　月経血水

136　布ナプキン　その後のはなし

くて気分が悪かった。でもね、植木がよく育つものを水で流しているのって悪くない気分だよ。排水溝さえきれいになるんじゃないかって、ね。

そうそう、春光さんがね、こういってた。

「ものに頼るな、自分に頼れ」って。
⑯

布ナプキンを使いはじめるってことは、ものや情報頼りになっていた自分から離れ、自分頼りになるその入り口に立ったようなものなのだよね。

自分を頼りにする生活。

これ、すごくいいよ！

ちなみにね、完全に布ナプキンにしてから（前からだい

---

⑯自分に頼れ
わたしは、春光さんのこのことばが大好きです。そしてご著書の中にはこんな記述がありました。「進化は、極く単純に始まって、ますます複雑になっていくと考えられがちです。もしそうなら、進化の最後は最も完全で、最も複雑なものになるはずです。しかし、本当はそうではありません。現実には、単純から複雑へと進化し、最高の複雑さに達した時、ふたたび単純さに向かって進化するのです。しかし、この単純さは、初めの単純さと同じではありません。それまでの進化の過程の全てを内に含んだ単純さなのです。／ルドルフ・シュタイナー『排経美人のすすめ』より抜粋。まさに、自分を頼る生き方とは、複雑さを内包した単純さで、進化そのもの、という気がしています

たいそうではあったけれど）満月の日にぴったり生理がくるようになった。

あと、排卵している日もよくわかる。

自然と一体である神秘というかね、そういうのを感じるのって、とっても大らかで何より気分がいいよ。

おもしろいしね。

誰かと比べたりしない、情報に振り回されない自分頼りの生活は、なんだかね、まあ、全体的にやさしくて、安心で、安らかだよ。「確かだ」という気持ちで満たされる。本当だよ。

からだって、もともととっても豊かなんだよね。しかるべきようにあつかってあげさえすれば。

木や花に相対するようにからだと向き合ったらいいんだなって、とってもシンプルなことなんだけれど、そんなふうに思うようになったよ。

☆今日いますぐにできること
自分の膣を鏡で見てみる、または
自分の膣を開け閉めしてみる（できている、できていないにかかわらずやってみる）

◇近いうちにできること
布ナプキンを入手して、月経血の少ない時期(はじまり、終わりなど)に使ってみる
骨盤底筋を鍛えるトレーニングをはじめる
(才田春光さんの3Q体操ほか、「ちつ体操」などの名前で紹介されています)

♡将来おすすめしたいトライ
生理期間すべてを布ナプキンにする
トイレで月経血を出せるようにする

◎おすすめの本
『排経美人のすすめ』(才田春光=著 シルクふぁみりぃ=刊)
『カラダがときめく ちつトレ!』(関口由紀=著 アスコム=刊)

■さらに深めたい人に
才田春光さんの講座を受講する
才田春光さんのサイト peelart.com

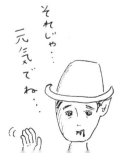

2
こころから自由になる

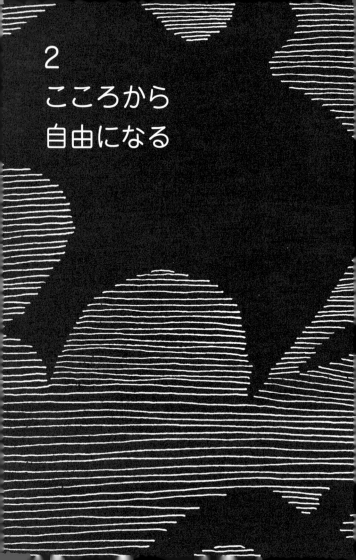

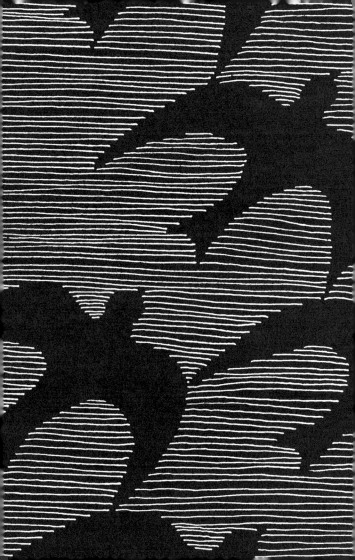

生き方までも自由になる自然療法

冷えとり健康法 あれから 後編

からだの冷えがとれると
こころの冷えもとれてくる！?
そう、心身一如。
からだとこころはひとつだから、
からだが変わると、こころが変わり、こころが変わると、
生き方までもがあたらしくなる。そして自由になる！
からだの冷えをとっていったら行きついた、
「こころの冷え」について、実際に体験したお話を
お届けします。
本当の自由って……？

「こころの冷え」を反省する

わたしは、ちいさなころから病気がちだったの。からだがもともと強いほうじゃないんだよね。

小学生のときに大きな肺炎をやっていて、その流れで、20歳代の後半には肺の病気をしたし、30歳代前半には、大腸の病気をしたよ。

①肺と大腸って関係があるのだよね。

ちなみに、肺と大腸に関わるこころの冷え、それは……②（どの内臓にもこころの問題が関わっているんだよ。自分がいつも調子が悪くなるところをチェックすると、自分の「こころの冷え」もわかってとても勉強になる！くわしくは145ページの「冷えとり健康法からみた内臓の関係性」をご覧ください）

◎強欲

なんです！

①肺と大腸
わたしはみごとに、肺の病気と、大腸の病気を繰り返していて、内臓の関係性（145ページ）の図を知ったときには、「なるほど〜！」と感動してしまいました。内臓のいろいろなところが、毒のバケツリレーのようなことをして、外に出そう出そうとしてくれているのですね（からださん、本当にありがとう!!）

こころの面から見ると、「強欲」だから、肺と大腸が悪くなりやすいといえるし、肺と大腸が悪いから、強欲になりやすいともいえるのかな。

わたし、なんか、いっぱい仕事をしちゃうの。強欲といったって、何かがほしい、という方向じゃない。お金を稼ぎたい！　ものを買いたい！　という方向で強欲なんじゃないのね。どちらかというと、ものごとを「もっと、よくしたい！」みたいな方向の強欲。社会や人をよくしたい、って思いすぎるのも強欲なんだよね。しかも、身の丈以上に。ずばり、欲張り。そういったことも、「こころの冷え」の存在、そして自分のこころの冷えの特徴を知ってからは、反省するようになりました。

往復切符としての毒出し

そして！です。

②こころの冷え
「こころにも冷えがあるっってどういう意味!?」って思いますよね。こころの冷えは、次の通り

傲慢……いばり返る、人を見下す、見栄を張る、羞恥心をもつ、感謝をしない（肝臓、胆のう系の病気になりやすい）

強欲……欲が深い。金やものをためたがるほか、努力や能力以上のものをほしがる（肺、大腸が悪くなりやすい。皮膚病、潰瘍性の病気、便秘、喘息にもなりやすい）

冷酷……冷たい、自分の都合しか考えない、他人に対する思いやりがない（心臓、血管系統が悪くなりやすい）

利己……自分の身の安全、安心、安楽だけを求める。そのためおのずと無精になっていく。甘えん坊（消化器を悪くしやすい。肥満も多い）

冷えとり健康法からみた
内臓の関係性

【関係する内臓】
腎臓
【その内臓の腑】
膀胱
【ここが悪いと多い病気】
腎不全、膀胱炎、
婦人科系疾患、前立腺肥大
【こころの乱れ】
恐怖、不安感、
スタミナがない、
ストレスに
弱くなる

【関係する内臓】
肝臓
【その内臓の腑】
胆のう
【ここが悪いと多い病気】
肝炎、中枢神経系疾患
【こころの乱れ】
傲慢、イライラ、不眠

【関係する内臓】
心臓（循環器）
【その内臓の腑】
小腸・三焦
【ここが悪いと多い病気】
心臓疾患、
リウマチ性疾患
【こころの乱れ】
冷酷、
思いやりがない

【関係する内臓】
肺（呼吸器）
【その内臓の腑】
大腸
【ここが悪いと多い病気】
潰瘍性疾患、便秘、
皮膚病
【こころの乱れ】
強欲、メソメソ、悲観的

【関係する内臓】
膵臓・脾臓（消化器）
【その内臓の腑】
胃

【ここが悪いと多い病気】
糖尿病、胃、十二指腸疾患
【こころの乱れ】
利己的、甘えん坊

◎五臓六腑とは、中国の伝統医学において内臓全体をさす言葉。五臓とは、肝、心、脾、肺、腎のこと。六腑とは、胆、小腸、胃、大腸、膀胱、三焦のこと。なお、現代医学における解剖学的に具体的な臓器をさすのではなく、東洋医学の見地から精、気、血を蔵する機能の総称。五臓それぞれが助ける関係と攻める関係をもっていて、各臓器は感情やこころの乱れ、性格とも関係がある

攻撃する ▶▶▶▶▶
助ける ○○○○○▶

参考：『冷えとりガールのスタイルブック』（主婦と生活社＝刊）

めんげんがまたあったの。

それは、2012年の夏のこと。

今度は、お冷えさまじゃなかったよ。今回は……、どうやら「往復切符」ってやつだった。

夏に突然体調が悪くなってしまって、進藤義晴先生の講演録を読みまくったの。そうしたら「往復切符」というのにあてはまるって思った。

それはどういう症状かというと、30歳代の前半に悪くなって快復した大腸の症状が、突然また出はじめたのね。

大腸は、ストレスととっても関係がある。

その夏は、ちょっとショックなことがいくつか続いてしまったの。

---

③**往復切符**
「昔、何かの病気をやった。医者に行って、その時は一応治りました。それから、何年か経って、冷え取りをやり始めたら同じような症状が出てきました。これを"往復切符"と言います。つまり、毒の無い元の状態に戻るために、昔やった病気を繰り返すということが、冷え取りをやると時々あります。これは、昔の病気が再発したのではなくて、昔、治療をしたのは毒を無くしたのではなく毒を内臓の中に押し込んだ。押し隠しただけなんです。だから、表面に(症状が)出てこなくなったから、治ったようにみえていただけのことなんです。冷え取りをやって、毒を出す力が強くなると、『まだ、こんなに毒が残ってるよ』って、身体が出してきます。これが往復切符なんです」『2002年6月29日 進藤義晴先生講演録No.6 本質を捉えたホンモノの医学 冷え取り健幸法』(ファイブそっくす=発行)より抜粋

そのショックなことというのは自分自身が引き寄せたことでね、それも今思えば「強欲」の毒、だよ。

「もっとよくしたい」
「この人をたすけたい」
「どうにかしたい」

「鯛(たい)」の毒ってやつだね。
④

本当に、わたしの悪い癖。

それは、誰かを必要以上に助けようとしすぎることなの。手を貸しすぎる。でもそれは、「やさしさ」なんかじゃないんだよね。「自分が思うように、その人がなるといいな」っていう、やっぱりそれもまちがいなく強欲なのだと思う。

もちろん、「よくなりますように」って祈ったり、手を貸すことは、決して悪いことじゃない。

④鯛の毒
「●元気がなくなったら、元気になろうとするのではなく、なぜ失敗したのか、自分のまちがいや欠点を反省して、それを直そうと努力することです。癒しを求めたり、自分がきらいになるというようなことは落ち込みをひどくするだけで、何の効果もありません。たいした努力もしないで、成功を求める。(中略)そういうこころは、イヤシイこころです。●自分自身が活かしようのある人間になるためには、いろいろなことを面倒がらず真剣に学ぶこと。損をしてもよいから、他人のために働くこと。「儲けたい」、「目立ちたい」、「いばりたい」、「楽をしたい」、「たのしみたい」というような、「毒の鯛」は、食べないようにすることです」(『マーマーマガジン』12号 進藤義晴先生のインタビューより抜粋)

でもネ、やりすぎはよくない。
⑤

そんなこんなしていたら、なんだか、助けようとしたのに、ぜんぜん助けられないし、結果、なんだかとってもこんがらがっちゃったなあ、みたいなことが起きてしまったの。

(わたし、こういうことをいっぱい繰り返している……。自分の「癖」に気づくまで、わたし自身に「癖」を気づかせるように、いろいろなものごとって起こってくれるものなんだよね)

そうしたら、大腸が悪くなったときの症状が出はじめたわけ。

これが、さ、けっこう、しんどい症状でさ。

半身浴を中心に、冷えとりを強化したよ。食事もこのときは、少し特別なものにした。
⑥

⑤やりすぎはよくない
どんなことでも「過ぎたるは猶及ばざるがごとし」ですよね。「いい」と言われていることもやりすぎはバランスが悪い。また、利己的な意味ではなく、自分自身をまず大切にする、幸福にするということが何より大事で、他人さまのことはその次でもよいのですよね。余力があったら助けるくらいでいいんです

⑥少し特別なものにした
冷えとり健康法の食への考え方をベースにしながら、弓田亨さんのルネサンスごはん(78ページ)をつくって食べました

そうして、ただもうひたすらに悪かったんだけれど、冷えとりをたっぷりおこなうことをベースにして、こころの冷えをよくよく反省して、食べ方に気をつけて……と続けていたら、約1か月後のある日、ぴったりおさまったのだよね。ある程度、毒が出ききったのかな。

わたしは、自分自身の「こころの冷え」の毒のほかにも、昔、肺や大腸を悪くしたときに薬をたくさん飲んだのね。そういう毒もたまっていたと思う。その毒出しもあったかもなあって思ったよ。もちろん、科学的には証明はできないけれどもね。

なんかね、からだって、ときどき、3次元じゃないんじゃないかなって思うことがあるよ。なんか、4次元とか、さらにはもっと多次元なんじゃないかなって。

からだの中には何層にも次元があって、あちこちに、毒はたまっているの。思わぬところ、びっくりするような場所、奥深いところに毒はひそんでいる。

あくまでわたしのイメージだけれど。

だから、「毒出し」をはじめると、古〜い「毒」が、時期がくると出てくるんだよね。

「あれ、まだあったんだ!」って感じでね。もう、現世のものじゃないものもあるんじゃないかって思うことす

らあるよ。

でも、解決策はシンプルだよね。「出せばよい」のだもの。

しかもね、「出せるからだ」にならないと毒って出てこない。あたりまえだけれど。

わたしも冷えとりを続けてようやく、「出せるからだ」になって、からだのものすごく深いところにあった毒が少しずつ外に出るようになったのかなと思ってる。

そうして、それと呼応するように、自分自身の人生でも「これは毒出しだなあ」と思うようなことが（特に人間関係で）、起こるようになって、どんどん自分のからだも、そしてこころも、あたらしくなってきていると感じるよ。

もちろんね、めんげんというものがほとんどないという人もいるらしいよ。だからって、「どうしてわたしはないんだろう？」なんて思う必要はないよね。

⑥現世のものじゃないもの
生まれた直後のちいさな子どもの毒出しの話を聞いたりすると、親から引き継いだ毒を出しているのかな、と思ったり、さらにはひょっとしたら、生まれる前の人生のときの毒出しをしているのかなと感じるようなことがあります。大人になってからの毒出しでも、その人その人のたましいのキャラクターみたいなものが反映されているように感じるとき、前世からの根深い毒かしら、と思うようなことがあります。追究しようがないですけれども

ただ、どうであれ「毒」というものの存在と、そういったものを、次々と出していかないとたまる、ということと、でも、「出せるからだ」があれば、何もくよくよすることないってことがいいたいんだよね。

これって、すごい、自由！　本当に、自由なことだよ。

「出せばよい」……。

すてきなことば！

でも実際には、そのように自分で行うことと、知識として知っていることとは別なんだけれどもね。

くじけそうになることも

つい最近もこんなことがあったの。

わたしね、ある場所が（まあ、いいづらい場所、なんだ

---

⑦出せるからだ
「冷え」が取れてくると、毒を出せるからだになっていきます。今、放射性物質や残留農薬など食にまつわる問題があります。外側のことに注意を払うことは最低限必要なことだと思いますが、でも、自分自身のからだをたくましくして、「出せるからだ」にすることは、もっと大事だと考えています

けれど。お察しくださいね／小さくウインク）とってもかゆくなったの。

もうかゆくてかゆくてさ。

冷えとり健康法を教えてくれたある整体の先生に聞いたら、「それは毒出しだから、とにかく出すしかないね」っていってくれた。

しかも「深いところの毒が出てきたかもしれないよ」だって。

「皮膚で出るうちは軽い」らしいんだよね。
⑧

だって、すごくからだの深いところにある毒は搔けないものね！

皮膚なら搔いて出せる。

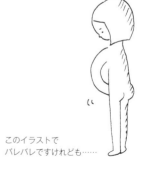

このイラストで
バレバレですけれども……

⑧皮膚で出るうちは軽い
重症のアトピー性皮膚炎でつらい思いをされている方には、「何いってるの!?」といわれそうですが、よく聞く話です。かゆみも「どんどん搔いてよい」といわれていて、そのことばに本当に精神的にも救われることがあります。少なくともわたしはそうでした

でもね、こんなに冷えとりを続けていながら、実は、本気でくじけそうになったの（泣）。

ある日もうムリ!!　ってなって「病院へ行こう」って思ったの。かゆさに負けそうになったのだよね。あと、なかなかよくならないから、つい心配になってしまって……。

冷えとり健康法のこと知っているのに、本当にもう、情けない話なんだけれど。

それで、ある日の朝、やっぱり病院へ行こう!　って思って、インターネットで、病院を探しはじめたよ。

で、何時から診療がはじまるかをチェックしたあと、わたし、ふと思い立って、自分の症状と「冷えとり」を検索ワードに入れて検索してみたの。

そうしたら!

自分とまったく同じ症状の人で、ちゃんと、冷えとりを

⑨「病院へ行こう」って思った
病院へ行くのがいけないというわけではありません。からだが心配でクヨクヨしっぱなしでいるよりは、診断を受けてすっきりしたほうが、「冷え」をつくらない、という場合もあると思います。このときも「診断」だけ受けよう、と思っていました。薬を塗ったり、飲むのはやめよう、と。でも、結局病院には行きませんでした。冷えとり健康法を信じて、根気よく冷えとりを続けました

して、毒出しをして、よくなっている例を見つけたの。

そしてすぐに、もう一度冷えとり健康法の本を読み直したよ。

本を閉じて病院へ行くのはやめた。

半身浴を増やして、ただ掻き続ける。これで、毒を出し切ろうって思ったの。

そうして、半身浴をたっぷりやって、決心がついたら！なんと、その日の夕方に連日続いていた謎の、かつ、モーレツなかゆみがなくなったんだよね。

からだってすごいよね。

からだって、「納得する」ってことをするんだよね。受け入れると、すーって納得する。

よくさ、「からだの声を聴こうよ！」なんていうフレー

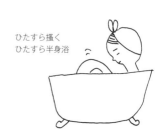

ひたすら掻く
ひたすら半身浴

⑩モーレツなかゆみがなくなった
このときにいったんかゆみがなくなって、すっかりなくなるまでにはしばらく時間が必要でしたが、でも、本当になくなりました

ズがあるよね。頭ではわかっていても、本当に、「からだの側に立って判断する」ってけっこう大変なことだなあって思うよ。

わたしは、かゆいことも症状もこれからつきあっていくこともあの時受け入れたんだよね。

そうしたら、からだが、応えてくれたって感じ。

ものすごーく、素行の悪いこどもがいて、でも、その素行の悪いところも全部含めて愛そうって親が決定したとたん、その素行の悪いのが減る、みたいなイメージかな。

受け入れると、きっと安心するんだよね。からだだって。

自分のからだに戻っていく

冷えとりは、続けると、すごいよー！　本当に、その人それぞれの体験がある。体験談はそれじたいが物語だし、自分が弱っているときにとても励みになるからぜひ、こ

⑪安心する
納得しないことを続けるのはひょっとするとからだにもよくないのかも。また、自分のからだで起こっていること（しかも、毒を出そうとしていること）なのに、それをきらってはからだがかわいそうかな、と思います。「毒出ししているんだな、ありがとう！ファイトだ！」という感謝の気持ちになると、症状のほうが受け入れてもらったことに安心するような、そういう感覚にこのときはなりました

れを読んでいる人にも読んでみてほしいなあ。

最初は自分の症状に似たものを読むのがいいよね。そのうちに広げていって……。

からだって、みんな違うんだなってわかるよ。ひとつの症状をとってみてもぜんぜん違うんだよね。その人らしい「めんげん」の出方ってあるし。

そういうことを知ると人と比べなくなる。自分のからだから、答えをもらおう、って気になる。それが本当に、冷えとり健康法のいいところだと思うんだよね。

自分のからだに戻れる、っていうのかな。自分のからだを信頼して生きるようになる、っていうのかな。自分のからだを待てるようになる、といってもいい。

そう、季節が巡って、春がきて、夏がきて、秋がきて、冬がくるように、だよ、からだも自然の一部でさ、じっくり、ゆっくり、変わっていっているんだよね。

⑫**体験談**
冷えとりの体験談は、『別冊マーマーマガジン body&soul 冷えとり健康法』(エムエム・ブックス＝刊)のほか、進藤義晴さんの『増補改訂版 医者知らず「冷えとり」で完全健康人生』(海竜社＝刊)、『女性のためのもっとちゃんと「冷えとり」生活』(進藤幸恵さんとの共著 PHP研究所＝刊)、進藤幸恵さんの『きょうからはじめる冷えとりレッスン 入門ノ書』(エンターブレイン＝刊)に掲載されています。エムエム・ブックスのウェブサイトmurmurmagazine.comでも読者の方々の体験談を掲載しています

せっかく、動いているその変化を、むりやり止めたり、速めたりしようと、この現代社会はちょっとしすぎているように思うんだ。

だって、薔薇だってさ、種をまいて、3日で咲かせようとしたって無理というものだよね。芽が出て、葉が出て、つぼみができて……って順番ってものがある。流れってものがある。

もちろん、何度もいうけれど緊急のときは、それなりの対処も必要だよ。でも、しかるべき場所、しかるべき季節、しかるべきときに植えたのなら、あとは、水やりをしたりして、待つだけだよね。

人間のからだだってそうなんだよね。

そう、**人間のからだも、森みたいなもの**なんだと思う。

自分の中に森があるわけ。

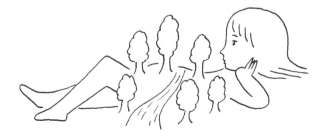

想像してみて。そこに毒が入ったら、森の中の川が、それを流そうとするよね。あるいは、土が腐って、循環して、あたらしい土になろうとするかもしれない。

からだだって、そういう森と同じ力があるんだよ。

からだのもってるポテンシャルってすごいの！

このからだの力を存分に発揮する、つまり出す力をつけて出すために、もっとも簡単にできて、安価で、自分自身というものも鍛えられる……っていう健康法のひとつが冷えとり健康法だと思う。

生きかたも本物に、自由になっていく

「冷えとり健康法」はね、続けていくと、さっき書いた「こころの冷え」のことがわかってくる。自分の性格のゆがみや、「思い癖」について気づけるようになる。

そうするとね、日々起こるできごと……さまざまな人間関係の問題や、仕事上のトラブル、そういったことも全部「毒出し」なんだなって思えるようになるよ。

そう、出したらおしまい。

そんなふうにものごとを捉えられるようになるのって、

本当に！

自由!!　だよ。

自由ってさ、社会に反することじゃないの。

自由って、人やものから離れてしまうことでもない。

今までと何も変わらない、同じようなことが起こるけれども自分自身の受け取りかたが変わって、何が起こっても「とらわれなくなる」ってことなんだよね。これは、すばらしい体験だよ。

こんなに、安心できて、力強くて、パワフルで（あ、いっしょか）どっしりした心境ってないよね。なんでもありがたいなあって思えるようになるって47ページでいったのはこういうわけなんだよね。

「毒出し」はありがたい。

だって、出ていってくれているのだもの。ありがたいよ！

そしてからだもありがたい。

ね、そのすごいからだを、これを今読んでいるあなたももっているの。ぜひ、冷えをとって血と気をめぐらせて

「出す」ってことを、ひとつふたつと、はじめてみてほしいな。

「え？　わたしには毒がない」ですって。

そんな人は、どうやら、いないみたいだよ。
それは、自分のからだを大切にしはじめるとわかる。

自分という自然をどうぞ、どうぞ、愛してあげてね。

とっても、おもしろいことが起こるから！　ぜひ、自分のからだで体験してみてね。

☆今日いますぐにできること
自分にどの「こころの冷え」があるのかチェックする
(144ページ欄外、145ページの図を参考にしてください)
半身浴または足湯をする（やり方は、56ページへ）

◇近いうちにできること
自分の中にある「鯛の毒」（〜したい）を点検して、自分本位の生き方を変えていく
冷えとりの体験談を読んでみる

♡将来おすすめしたいトライ
仕事や家庭で、何か問題が起こったときに、「これも何かの毒出しかな」と想像してみる

◎おすすめの本
69ページのおすすめの本と同じ

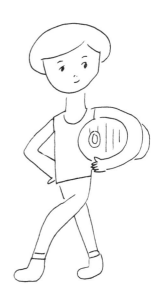

やっぱりこれは、究極の問題解決法

続 ホ・オポノポノ

ホ・オポノポノは、ハワイの問題解決法。
わたしは、古来からハワイに伝わる方法を、
現代風にアレンジした
SITHホ・オポノポノを行っています。
「問題の責任は、100%自分にある」と捉えて
ものごとを見ることは、自分の解放そのもの。
外側の問題をどうにかしよう、とするのではなく、
自分の「記憶」をクリーニングし続けることで
問題が解決していく、
しかも想像以上のことが起こっていく……。
その体験を、ちょっとだけご紹介します。

自由ってなんだろう?

自由な自分になるために、いちばんおすすめしたい方法のひとつがこのホ・オポノポノなんだよね。

『あたらしい自分になる本』でも「究極の問題解決の方法」とご紹介しているのだけれども、「問題と思えるもの」が根本から解決されたら、人はどうなるか?

そう!

自由になるんだよね。

自由って、ただ、こう、

◎明日は休日だ
◎何でも買えるお金がある
◎どこへ行ってもいい

というようなこと、でもないんだよね。

もちろん、お休みがたっぷりあったり、お金が自由に使えたり、そういったことだって自由なんだけれど、

わたしがこの本で紹介しようとしている自由って

すごく簡単にいうと

◎自分から自由になっている

ってことなのね。

「ひえーっ!　自分から自由になる!?　ムズカシすぎるぅ!!」っていわれそう。

そうなの、これは、とってもむずかしいことなの（きっぱり）。

でもネ、ホ・オポノポノのクリーニングを続けていると「本当の意味で自由になるってこういうことかな」って、感じるようになるよ。これは、本当に、すばらしい感覚!

あ、そうだ、逆に、自分から自由じゃないってどういうことか、いっしょに考えてみようか。
自分から自由じゃないなあってどういうときだろう。

◎同じ思いがぐるぐると止まらないとき
◎落ち込んで、なんだか立ち上がれないとき
◎問題がちっとも解決しないとき

とか?　もっと具体的なほうがわかりやすいって?

◎元カレ・元カノのことを忘れたいのだけれど忘れられないとき
◎友だちのことがうざいなあって思い続けているとき
◎家族のことでとてもいらだっていて、その思いから離れられないとき
◎逆に、遠くに離れた家族やきょうだいのことが、心配でしかたがない状態
◎仕事をやめたくてしかたがないと思っているのにやめられない状態
◎自分のことが好きじゃない状態

いろいろあるよね。

イメージとしては

◎何かにとらわれている
◎何かに執着をしている
◎何かまったく変化しない

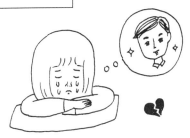

わ、わたし…じ、自由じゃない…

という感じ、といったらいいかな？

なにか、苦しい、苦々しい感じ……。そういうときって、自由じゃないんだよね。自分から自由じゃないの。

そうやって、くよくよ、いらいら、ぷりぷりしているときって、問題の原因を「外側」に求めてしまうんだよね。

「会社、つまんないなー」とか
「あの上司が異動になればいいのに」とか
「彼氏がもっとやさしければいいのに」とか
「母親がもっと理解してくれればいいのに」とかね。

でも、実は！　どうも、そうじゃないみたいなの。

◎問題は、外側にはない

「えーっ？」って思う？

でも、わたしは、そう思ってる。ホ・オポノポノのクリーニングをはじめて、もちろん、そのほかのこともいろいろやって、自分が元気になってきて、はっきりとわかる。
これまでわたしを悩ませていた問題というのは、外側にあったのじゃなくて、ぜーーーーんぶ自分の中にあったんだって。

①マハトマ・ガンジーじゃないけどさ、「世界に変革を求めるなら、自分自身を変えることだ」って、本当なんだと思うよ。

このように、問題は外側にはない、全部、自分の中にある、問題の原因は100％自分にある、と考えるのが、ホ・オポノポノのとても重要な「見方」なんだよね。

記憶を消去すると現実も消える？

確かにね、ご紹介している知恵のなかで、ホ・オポノポノほど「わかるー！」という人と「まったくわからないよ！」という人がわかれるものもないと思う。
わたしも、本当に、続けてみてようやく最近、わかるようになってきたの。
「すべては自分の『記憶』」なんだって。

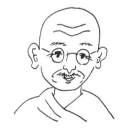

①マハトマ・ガンジー
インドの政治家・民族運動指導者。非暴力主義の立場から非協力・不服従の全国的なインド独立運動を展開し、「インド独立の父」と呼ばれています。「世界に変革を〜」は、世界が変わらなければならないといい続ける聴衆に対し、ガンジーが語ったことば

ちょっとこの「記憶」というところからおさらいするよ。

ホ・オポノポノでは、問題というのは、自分の記憶の再生によって起こる、といわれているの。
その記憶には、人類が原始以来行ってきた記憶のすべてがつまっている。そうして、それが、再生されるのね。

イメージでいうと、自分の中に映写機があって、そこに人類の記憶のテープが内蔵されているという感じ。それが映し出されているのが、現実ってわけ。

「えーっ！ 今見えているものって、手触りっていうものもあるし、あたたかな感触だってするし、ぶつかれば痛いし、映し出されているとか、わけわかんないよ！」

って！

そりゃそうだ。

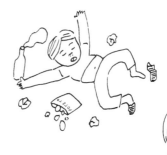

これもわたしの「記憶」なんだね……

でも、いったん、そう想像をしてみて。

そうだな、たとえば、です。自分が、いじめられているとするよ。ホ・オポノポノではこう考える。
自分の記憶の中に、「いじめられる」という記憶があってそれが再生されているって。

じゃあどうするか。その「記憶」をクリーニングするの。

イメージでいうと、映写機に入っているテープを一度、きれいに、消してしまうような感じ。

テープをゴミ箱に捨てるっていうほうがわかりやすければ、それもいいね。

もうひとつ例を出そうか。

いつもいつも、自分を苦しませるような恋愛ばかりする人っていない?(「いるいる!」って声が聞こえてきそう)
俗にいう「不倫」とか……。なんか問題があるような男性とばかりつきあってしまうとか……。

ホ・オポノポノでは、それも自分の中に、男性にまつわるなんらかの「記憶」があって、それが再生されている、と考える。

その「記憶」のもとがね、何なのかはわからない。自分の子どものころの記憶なのか、自分の前世の記憶なのか、自分の先祖の記憶なのか、DNAの記憶なのか、もしくは、人類全体の記憶なのかは、わからないの。

でもね、とにかく、なんらかの「記憶」が再生されていると考える。

そうして、その「記憶」をクリーニングするの。

どうやって？

④4つのことばをはじめとするクリーニングツールで。

たとえば、わたしの場合でいうと、ライブに出演することになったとするじゃない？　そうしたら、そのライブ

②4つのことば／クリーニングツール
自分の記憶をクリーニングするためのツールが、ホ・オポノポノでは紹介されているよ。ひとつは、4つのことば「ありがとう、ごめんなさい、愛しています、許してください」というもの。そのほかには、「アイスブルー」といって、葉っぱなどの植物に触ること、ブルーソーラーウォーター（青いビンに水を入れて20分以上太陽にあてたもののこと）などのツールがあります

③ライブ
わたしは、執筆や編集の仕事のほかに、人さまの前でお話させていただく仕事があり、トークショー、ワークショップの講師、詩の朗読などを行っています。また、mmaというバンドもやっていて、一番クリーニングをしっかりするのが、バンドのライブのときです

④クリーニング
主に4つのことばで行っています

⑤結果は期待しない
「期待する気持ち」それ自体も、しっかりクリーニングします

ハウスや会場を、ライブが決まったときに、あらかじめ、クリーニングしておくよ。「ありがとう、ごめんなさい、愛しています、許してください」って。

あとは、街を歩いていて、とても人で混んでいて、イヤだなあと思ってしまうようなとき。すぐに「ありがとう、ごめんなさい、愛しています、許してください」ってこころの中でいうの。結果は期待しないで、ただやる。これがコツだね。

また、家を出るときも部屋に向かって、「ありがとう、ごめんなさい、愛しています、許してください」っていってでかけているよ。どこかへ行く前に、あらかじめその場所をクリーニングしておくこともある。

もう、いつだって、クリーニングをしていたいってわけ。

くわしくはこちらへ

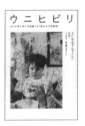

⑥もう、いつだって、
クリーニングをしていたい
ホ・オポノポノの指導者・イハレアカラ・ヒューレン博士は、毎秒クリーニングを行ってください、といっていますが、わたしもウニヒピリ（インナーチャイルド）に、24時間、どんなときもクリーニングしていてね、とお願いしてあります。ホ・オポノポノを行う際、ウニヒピリについて知っておくことはとても大切だと思っています。

とーってもいい本！『ウニヒピリ ホ・オポノポノで出会った「ほんとうの自分」』（イハレアカラ・ヒューレン、KR＝著 平良アイリーン＝インタビュー サンマーク出版＝刊）

もう一度、ここでおさらいをしよう。

記憶をね、クリーニングしていくとゼロになるといわれているの。映写機のテープでいえば、すっかりテープが初期化されたような状態だよね。まっさら、の状態。何も情報が入っていない。

そうしたときに、神聖なる存在（ディヴィニティ）からインスピレーションが降りてくるといわれている。

それは……たとえば、ライブがただうまくいくとか、人が混み合っていた状態が緩和されるとか、部屋がなんだかここちよいとか、そういった元の状態を超える何か、なんだよね。

これは、体験をしてみないとなかなかわからないことなんだけれど、「想像以上のもの」としかいいようがない。もう、思いもよらないことなわけ。

でも、その体験がはじまると本当に、こころが解き放たれたようになる！　だって、心配や不安から自由になるのだもの。

「えー？　そんなわけないよ！」だって？

これは、もう、ただやってみて、としかいいようがない。

だって、「ありがとう、ごめんなさい、愛しています、許してください」っていうだけだったら、タダだし簡単じゃない？

この方法について頭でぐるぐる考えるよりもやってみるといいよ。明日の通勤／通学の電車やバスの中、職場の様子、いろいろなことをクリーニングしてみるの。

ぜひ、自分で体験をしてみてほしいな。

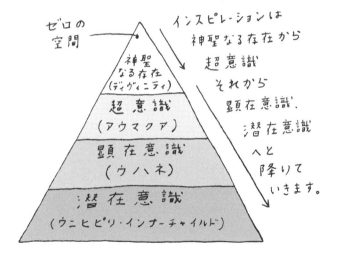

参考：『心が楽になるホ・オポノポノの教え』（イハレアカラ・ヒューレン＝著　丸山あかね＝インタビュー　イースト・プレス＝刊）

想像以上のことが起こる

わたしの友だちから、すごい話を聞いた。

その友人はネ、結婚をして、郊外に家を購入したの。でも彼女は、実は、その土地に馴染めなくて、借家だった都会の部屋のほうにいつか戻りたいなあって思っていたのね。

でも、そのことをうまく家族にいえずにいたの。

そんなときに、ホ・オポノポノに出合ったわけ。

彼女は、やったよー！　クリーニング。

本をまず、しっかり読んで、4つのことばをはじめ、ブルーソーラーウォーターをつくって、毎日の洗濯、お風呂、食事に、少しずつ使ったそうだよ。

毎日、毎日、クリーニングを続けたの。ただひたすらに。

ちなみに彼女の家族は、ホ・オポノポノとか、そういう知恵にはまったく興味がないの。それもよかったよね、彼女が、もう自分がやるしかっていう方向にいくしかないから。

っていうか、ホ・オポノポノは

ただ、自分がやればいい

のね。

人を変えようとしたり、あるいは人にホ・オポノポノのクリーニングをやってもらったり、ホ・オポノポノのクリーニングをしてって頼む必要もない。問題を見た自分の「記憶」をクリーニングすればいいわけだからね。

で、ね！

数年経ったある日のことでした。突然、ある経済的な問題が起こって、家を手放すことになったの！
彼女は、こんなかたちで家を手放すことになったのか！　ってびっくりしたって。

で、ね！

その流れで、彼女は働きに出ることになったよ。その仕事場も、すぐに見つかって、すばらしい条件、すばらしいところだった。
結果、めぐりめぐって家は手放さなくてもよいことになったのだけれど、彼女は、あたらしい仕事をすることになり、仕事によって人生がいきいきしはじめ、「その土地が苦手だなあ」と思っていた気持ちからも自由に

なって、いま、その土地でとっても元気に暮らしてる。

しかも、パートナーのほうにびっくりするような変化があったのだって。1日数箱も吸っていたタバコを自分から突然やめたり、インドア派だったのに、山登りするようになったり、子育てにもすごく協力してくれるようになったのだって。家の中が本当に穏やかになった、っていつも話してくれるよ。

彼女は、夫になにか働きかけをしたのか？　何もしていないのね。したのは、ホ・オポノポノで、家のこと、問題だなと思うこと、そのもとにある自分の記憶をクリーニングしただけ。

そう、彼女が自分の中にある記憶をクリーニングして、彼女自身が変わった。

家族をはじめとする環境は自分の反映にすぎない。全部、わたし、なんだよね。

⑦したのは、ホ・オポノポノ
4つの言葉をいうほかに、ブルーソーラーウォーター（170ページ）を毎日の洗濯、料理、お風呂などに、根気よく使ったそうです

自分から自由になるとき

わたしの話も少しするね。

あるときね、わたし、引っ越しをしたの。それまでいたところよりも少しきれいなマンションに、だよ。
廊下もとってもきれいなの。すっきりとしていて、ものも置いていなくて……。

そうしたらね、わたしの向かいのドアの前に使い古しの傘が置かれるようになったの。
んもう、それが気になって気になってしかたがなくてサ!!!

でも、ここは都会のきれいなマンション。隣近所の人とそんなに交流があるわけでもない。すごく困った人が住んでいてもめたりするのも、やっかいなものだし……。

ということで!

ここは、ホ・オポノポノの出番! とばかりにクリーニングをやりました。

(ホ・オポノポノって、「相手に直接働きかけができない問題」ほど向いているんだよね……)

向かいの部屋に傘があるのも「自分の記憶」だからね。その「記憶」をクリーニングする。自分の「記憶」の中の傘がなくなったら、目の前の傘もなくなる……かな？……っていうか、記憶がゼロになったら、インスピレーションが降りてきて、最善のことが起こるってことだから、とにかく期待を手放してクリーニングを続けたよ。

とにかく、結果を期待せず、クリーニングをしたの。
クリーニングをはじめて数日……。

毎日、傘はあったね。

しかも、2本、3本と増えていく。

雨にぬれて、ちゃんと閉じられない汚い傘がだらしなく、ドア前に重なっているの。

なんだかもう、わたし、それを見るたびにイライラしちゃってサ。「本当にマナーを守ってほしい！ わたしだって、家に傘を入れて、工夫して収納しているのに！」ってネ。

「あ、でもいかんいかん、クリーニングだ」、と思って、傘を見て「イラッ」とするたびに、クリーニングを続けたよ。
「ありがとう、ごめんなさい、愛しています、許してください」ってね。

そうしたら、どうなったと思う？

傘が増えていったの（爆笑）。

最終的には、7本くらいになっていったからね。

7本って（笑）。

もう、笑うしかなかった。

それでも、クリーニングを続けたの。

そうしたらね、ある日、ゼロになった！　傘がなくなったの。

ほえー、これがクリーニングかあと思ったんだけれど、その瞬間に、思ったんだよね。

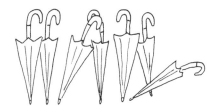

「傘がなくなることが、わたしの目的だったのかな?」って。

なんかね、ずっとクリーニングをしていたら、傘にイライラしている自分が小さく思えてきたんだよね。

傘がなくなれば、気持ちがすっきりするって、わたし、小っちゃいなあっていうか(笑)。

だって、傘がなくなることが目的だったらさ、管理人さんにいったりすることだってできるよね。
でね、傘がすっかりなくなったときに「すごい!」って感動したのと同時に、あることに気づいたのね。

◎自分がやっているように(自分が傘をしっかり家の中にしまっているように)ほかの人にもしてほしい
◎相手に、自分のことをもっと慮(おもんぱか)ってほしい

(がーん)

⑧管理人さんにいったり
実は、クリーニングを続ける中で、「やっぱり管理人さんにもいおう」と思い立った日があって、向かいの部屋の傘の問題を管理人さんに吐露し、玄関内にしまうようにいってほしいとお願いをしたのですが……何も事情は変わりませんでした。でも、変わらなかったことが、さらにわたしがクリーニングする気持ちを高めてくれて、結果、よかったです

このことがわかったときには、本当にびっくりした。

そう、わたしは、「他人からもっと慮られたい‼」って思っていたってわけ。
「気を遣ってよ、もっと！」ってね。
わたしが相手に気を遣うように気を遣ってほしいって。

これって！　めちゃめちゃ傲慢‼！

すごく傲慢だと思った。強欲だし。わがままだって気づいたの。
⑨

特に、「自分のことを慮ってほしい」って気持ちが、自分の仕事上でも起こっていたことがわかったのです。もっといえば、自分が仕事するように、人にも仕事してほしいって思っていたの！（ヒドイ！）　自分と人は違う人間なのにね。本当に傲慢だと思った。

自分がきちんとしているぶんだけ、人にもきちんとしてほしいなんて。

だってさ、自分だって、たいがい、だらしないんだよ(笑)。そこを棚にあげて、まあ、なんというか、子どもっぽい発想をしていたなって反省したわけです。

⑨強欲
143ページ参照

で、傘です。

傘はね、しばらく、ずっとゼロのままだった。

そうして、ある日から、また1本、2本って増えていったよ。今日も、さっき見たら1本あった（笑）。
でもね、ここが本当のポイントだと思うのだけれど、あんなにイライラしていたのが嘘みたいに、ぜんぜん気にならなくなったの！！

本当に、ひとつも気にならない。

オチとしては「なーんだ」って話かもしれないけれど、わたしにとっては「傘にまつわる壮大なロングストーリー」……っていうのはいい過ぎだけど、でも、傘がゼロになったところで、傘とはまったく関係のない、自分自身のすごい気づきがあったし、まあ、ふつうに「他人のふりみて我がふりなおせ」って思ったしね、とにかく、傘が気にならなくなったのは自由なことだよ！

これが、わたしにまつわるホ・オポノポノのストーリー。

こういうこと……小さなことから大きなことまで、なんでもクリーニングしてる。

でもサ、ある人にいわれたんだけれど、**小さなことって、実は大きなこと**、なんだよね。傘の問題がそうじゃない？

小さくて見落としそうな、でも気になることって、自分へのすごいヒントが溢れているんだよね。

ポイントは、問題が起こったときに「これは何の記憶の反映だろう？」って自分に問うてみることだよね。まずは「すべてはわたし」と思ってまわりをながめてみる。

これは、腑に落ちるまで時間がかかった。わたしは、2年も、3年もかかっている。そうして、今だって、「ああ、すべては『記憶』の反映なんだな」って気づくことがたくさんある。そのうちにまた忘れて、外側のことでイライラしたり、くよくよしたりする。そうするとまたクリーニングして……。と、その繰り返し、だよ。

もし、まわりを変えたいって思ったら、自分が変わるしかない。まわりは変わらない。変わるのはいつだって自分だし、自然の変容と同じような意味合いであたらしく変わっていくとき、人は、本当に自由を手にしていくんだよね。

とらわれるものが少なくなっていくって、最高の感覚だよ！

わたし自身、もっともっと、クリーニングしていこうって思ってる。もっともっと、自分自身が軽くなっていきたいからね。そしてもちろん、この軽くなっていきたいという気持ちもクリーニングする。

この記憶のクリーニング、気づいたところからぜひ気軽に体験してみてネ。

☆今日いますぐにできること
何かが起こったらでよいから、「ありがとう、ごめんなさい、愛しています、許してください」と、こころの中でいってみる

◇近いうちにできること
ホ・オポノポノの本を1冊、2冊と読んでみる

♡将来おすすめしたいトライ
4つのことば以外のクリーニングツールも試してみる
すべてが自分の「記憶」の反映という観点で、ものごとを見る

■さらに深めたい人に
『ウニヒピリ ホ・オポノポノで出会った「ほんとうの自分」』(イハレアカラ・ヒューレン、KR＝著 平良アイリーン＝インタビュー サンマーク出版＝刊)
『アロハ！ ヒューレン博士とホ・オポノポノの言葉』(平良アイリーン＝著 イハレアカラ・ヒューレン＝監修 サンマーク出版＝刊)
『ホ・オポノポノ ライフ』(カマイリ・ラファエロヴィッチ＝著 平良アイリーン＝訳 講談社＝刊)
『はじめてのホ・オポノポノ』『はじめてのウニヒピ

リ』(イハレアカラ・ヒューレン、カマイリ・ラファエロヴィッチ=著　宝島社=刊)

『ホ・オポノポノジャーニー――ほんとうの自分を生きる旅』(平良アイリーン=著　イハレアカラ・ヒューレン、KR=監修　講談社=刊)

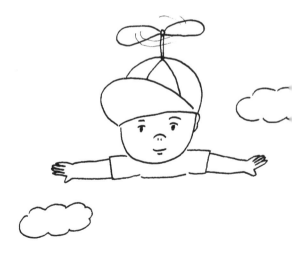

今この瞬間からできる魔法

ことばは魔法

「よし！　明日から、やさしい人になろっ！」
なんて思っても、そう簡単じゃなかったりする。
こころって、そんなに簡単に変わってくれないんだよね。
でも、それを「ことば」から
はじめてみるというのはどうかな？
「ことば」って言霊(ことだま)。
そう、ことばを変えるって、それ自体が魔法なんです。
わたし自身が、ここ数年間、ずっと試して、
うまくいくようになった方法を
いくつかご紹介したいと思います。
自分を自由にしていく「ことば」の話です。

ことばに影響を受けている!?

突然だけれど、「ことば」の話をするね。毎日、話しているこ とばに、想像以上に影響を受けているって話。

「ええっ!? 自分が発したことばなのに自分が影響を受けるなんて、どういうことッ!?」って思う人もいるかもしれないね。

でも、よーく観察してみて。

あなたのまわりで、すてきだなって思う人ってどんなことばをいっている？
逆に、わー、苦手だなっていう人はどんなことばをよく使っているかな？
時間をかけて、よく観察してみてね。

わたしはね、ちいさなころたくさん転校をしたせいで、あちこちの方言を話していたんだけれど、話す方言によって、自分の性格も変わるのを感じるよ。

人との距離が縮まって、ちょっとベタベタした感じになる方言。
開けっぴろげな気分になって、たくましい自分になった感じになる方言。標準語で話していると、どこか凛としたような、少し、「頭人間」になったみたいな、そんな感じになる。

外国語ができる人は、さらに、その違いを感じるかもね。ちょっぴり、ほんのちょっぴりなんだけれど、人格が変わるような、そんな気がしない？

えっ!?　別にしないって（笑）？

困ったな……（笑）。

どう感じているかは、とりあえず置いておいて、ここでは、そんな、ことばと自分との関係についてお話ししてみたいと思います。

ことばは波動

みんな、波動ってことばを聴いたことある？（……ってすでに76ページで出てきているネ！）

「また波動の話ィ〜!?　あやしすぎる!!」とからだがのけぞってしまった人、ごめんなさい。

ここからはちょっぴりあやしい話です。

人ってね、どうも波動というものをもっているらしいの。もっといったら、

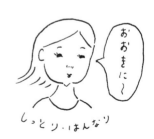

人って、ぶるぶると振動している存在なの。

「何いってるの!? わたし、ちっとも震えてなんかいないわよ!」

っていいたくなるかもしれない。でも、これ、本当みたいなの。

人って存在をね、分子、原子……ってずっとずっとちいさくしていくでしょう?

そうすると、最後は、ちいさく振動している存在があるのだって。振動しているものが集まって、わたしという存在になっているのね。

たとえば、水に、「ありがとう」って聴かせると結晶のかたちが変わるって話、聴いたことあるかな?

そのことが書かれている本については、非科学的だ、と

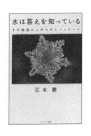

①水に、「ありがとう」って聴かせると
結晶のかたちが変わるって話
『水は答えを知っている』(江本勝=著 サンマーク出版=刊)に、たくさんのことばと水の例が載っています

かね、批判もあるみたい。
わたしだって科学者じゃないからよくわからないよ。

でもネ、感覚的には、わたしは、「わかる」派。

これは、わたしの勝手な妄想なんだけれど、たとえば病気でぐったりしている人がいるとするじゃない？　その人に、何人かの人で、とりかこんで「ありがとう」とか「愛してるよ」とか、すてきなことばを、浴びせ続けたら、体調だって変わるんじゃないかなって思っているの。

「奇跡のリンゴ」をつくった、木村秋則さんだって、枯れかけたリンゴの木に話しかけたり、リンゴの木を荒らす虫たちに対して看板を立てたりしたそうだけれど、そういうのって、科学じゃ証明できない話かもしれない。現代の科学のレベルではね。

でも、実際に生き残る木が現れ、その後の土づくりなどの努力を経て、「奇跡のリンゴ」はできた。

②体調だって変わるんじゃないかな
この話、どこかで実際に聞いた話なのか、夢で見たり、勝手に妄想してつくった話なのか、ちょっとあいまいで……。似たような話を聞いたことがある方は、ぜひ、教えてください！（ちなみに、どこかの国で、病人が出ると、ひと晩中、飲めや歌えや踊れやの宴会を行って、病気を治してしまうという話は聞いたことがあります）

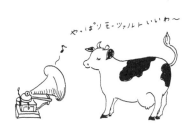

190　ことばは魔法

わたしは、「過程」についての科学的根拠はわからないけれど、「でも、実際にそうなった」という事実のほうを見たいなって思うよ。

モーツァルトを牛に聴かせて、よい乳を出す、なんてことをやる酪農家さんの話も似ているよね。

音楽によるリラックス効果によるものはもちろん、音が波動となって、牛にも伝わるのだと思う。

人間のからだって、60〜70％が水でできているんだよね。

そうなれば、ことばの響きというものが波動となって、からだ中に響き渡るのも納得できる。

水に作用すると仮定して、だよ、わたしは、ことばっていうのは、波動そのもので、人にとってとても大切なものだと思っているの。

③「奇跡のリンゴ」をつくった、
木村秋則さん
実現不可能とされた、農薬を使わずにリンゴを育てることに成功したのが、青森県の木村秋則さん。テレビで紹介されたことで、有名になり、「奇跡のリンゴ」の話は、映画化もされている。『奇跡のリンゴ』(石川拓治＝著 NHK「プロフェッショナル 仕事の流儀」制作班＝監修 幻冬舎＝刊)

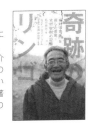

ことばをいい換える

たとえばね、ある日「ひがんでばかりのわたし、もうイヤッ！　服部みれいの本じゃないけれど『あたらしい自分』とやらになってみたいッ!!」って思ったとするよね。

でね、明日からこころがけひとつで、ひがみっぽい自分を変えられるかって問題がある。

まあ、こころがけないよりはこころがけたほうが、そうなる可能性は高いかもしれないけれど、人の性格って、簡単には変わらないものなんだよね。

そういうわけで、わたしはからだからアプローチするという方法を信頼している。こころの方向を変えようっていうのも大事なことなんだけれど、からだを変えるとこころのほうもおのずと変わるものだからね。それと同じ感覚で、「ことばを変える」っていうことをやってみてほしいの。

④科学じゃ証明できない話
無農薬でリンゴを育てようとはりきったはいいものの、何をやってもうまくいかず、極貧生活に陥り、周囲からは孤立し村八分のような状態になってしまった木村さん。そんな木村さんが、枯れかけたリンゴの木に行ったのが、話しかけるという方法。1本1本の木に語りかけていったのだけれど、隣の畑に近い木々たちには、ほかの農園の人たちが見たらばかにされると思うか、語りかけなかったのだとか。すると結果、話しかけた木の中には生き残ったものもあったけれど、話しかけなかった木は全滅していたのだそうです

すっごく簡単だから、明日から試してみて。

まずひとつめ。

> ◎「で」を「が」に変える

いい？

たとえば、友だちとレストランを探しているとするよね。それで、ひとつ、あるレストランが見つかったとする。

「このレストランでいっかー」

こういうことば、よく耳にするよね。

じゃあ、こういってみるとどうかな。

「このレストランがいいね！」

「で」と「が」とどっちが、エネルギーがある感じがする？

「が」のほうだよね。

これ「で」いい、と
これ「が」いい、ってだいぶ違うんだよね。

自分の名前をあてはめてみるとよりいっそうわかるかも。
自分が何かのアルバイトで、あるお店に呼ばれることに
なったとするよ。その店長がこういったとする。

「この日のシフト、〇〇さん（ここに自分の名前を入れ
てね）で、いいよね」

では、いい換えてみるよ。

「この日のシフト、〇〇さん（ここにも自分の名前を入
れてね）が、いいよね」

どう？　自分だとわかりやすくない？

最初のほうだと、自分で
も自分じゃなくてもいい
かって感じ。
2番目のほうだと、すご
く自分が推薦されてい
るって感じ。

どう？

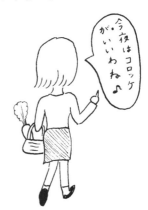

明日から、もし「で」を使ったら「が」にいい換えてみて。

「えー、不自然」って思ってもやってみて。不自然でもいい換えてみることが大事だよ。

つい、「で」っていってしまったら「が」にいい換える。けっこう、これ、おもしろいよ。

っていうか、自分がけっこう「で」っていっているのに気づけると思う。気づけたら、しめたもの。少しずつ「が」に換えていってね。

パワフルな魔法たち

もう少し、パワフルなことばの魔法をご紹介すると……

◎「しなきゃ」をやめる

「あー、いそがなきゃ」
「あー、宿題やらなきゃ」
「あー、早く起きなきゃ」

これってね、自然の法則に反しているんだよね。

「〜しなくてはいけない」って、けっこう、力んでいる上に頭人間的発言なんだと思うのね。

だってさ、鳥は「飛ばなきゃ！」って思って飛んでいないよね。花が「咲かなきゃ！」って思って咲いていたらしんどそう（笑）。

人間も同じこと。

ね、想像してみて。毎日、毎日「掃除しなくちゃ、買いものいかなくちゃ、本読まなくちゃ」ってなんでもかんでも「しなくちゃ」と思って行動している「しなくちゃ人間」って、なんだか、窮屈な感じしない？「誰も、そうしなくちゃなんていっていないよ！」って肩をたたきたくなるよね。

一方で、「掃除するよ」「買いものおもしろそう」「さあ、本を読もう」といってそれらの行動をしていたら、どう？　何かスムーズじゃない？

自然ってね、宇宙といってもいい、どうやらスムーズなのが好き

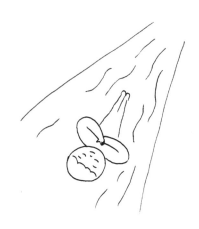

みたいなの。なめらかに流れることが、ね。ただ、それだけ。いいも悪いもないよ。
これらは、きっと、明日からすぐにできるよね。ぜひ、トライしてみて。おもしろいよ。

えっ？ もっとやってみたいって？
そういう人にはこれがおすすめです。

さらに試したい人に

それはずばり

◎口からいいことしかいわない

ふふふ。
いきなり高度かな？
でも、少しずつ、やっていったらいいよね。

もちろんね、愚痴をいって発散できる日もあると思う。毒づきたいことだってあるかもしれない。でもね、ことばって、いったことばが自分に返ってくるんだよね。

ことばは、ぶるぶると震えて、ある波動となって、からだの水分を、その波動のレベルで震わせている、とイ

メージしてもよいかもね。

(本当かどうかはともかく……)

◎疲れたなあ→たっぷり仕事できたなあ！
◎痛い、かゆい、しんどい→よい毒出しだなあ！
◎むかつく―→わたしは◎◎について怒っているんだよね
◎もうだめ、限界→少しお休みしようかな／お休みします
◎もう超つまらない！→ほかのことしようか

などなど……。

ただ読んでいると、能天気にポジティブなことをいっている人みたいで、なんかうさんくさいよって思う人もいるかも。

でもね、これ、本当にやってみるとわかるよ。

ことばに本当にエネルギーがあることを感じるから。

きっと自分が驚くはず。

もし、ことばの魔法を使い始めて、離れていく友だちが

いたら、その友だちの波動と合わなくなったってことだから気にしない、気にしない！
ことばの魔法を使い出した自分に合う人がやってくるから心配しないでね。

自然と宇宙の法則に乗る

もうひとつね、ことばのことで大事なのは、

> ◎思っていることと、いうことをひとつにする

ってことなの。

友だちと一緒にいたりして、たいしてかわいくもないものに「かわいい！」って、思わずいっちゃうことってない？　たいしてよくもないのに「いいねー」とか。

これって、けっこうからだに負担がかかってる。自分に嘘つくのって、疲れるんだよね。
自然や宇宙って、嘘も苦手なの。
いや、もちろん嘘も方便ということばもあってさ、嘘が必要なことってある。自覚的にいう嘘、ね。ものごと全体を調和的に、豊かにするための嘘ってあるからね。（誰かを貶めたり、傷つけたりするような嘘はなん

か、たのしくないよね)

わたしはね、ある年齢まで……本当に、思っていることといっていることが一緒じゃなかったの。びっくりするほど。
口先で、いいこと……、まあ、いってみたら「おべんちゃら」ってやつをいつも使ってた。その場その場で相手に合わせるような生き方をしていたのね。そのころのわたしは、本当に、呼吸も浅くて、自分自身というものがぺらぺらに薄くて、自分でいることがしんどかった。

ところが、あるとき、もうそんな自分にいやけがさして、思っていることといっていることを一緒にしようって思って、意識的にことばを変えてみたの。少しずつだけれど、人生もあたらしくなっていったよ。

もっと、さらに上をめざすなら、

◎思っていること／いっていること／行動

この3つを、一緒に合わせることだよね。

思っていること……「明日は会社を休みたい」
いっていること……「明日、会社休むね」
実際の行動……会社を明日休む

これ、とっても、いい感じ（笑）。

思っていること……「明日は会社を休みたい」
いっていること……「でも、わたしが明日抜けると仕事仲間が大変だし、行かなきゃ」
実際の行動……会社を遅刻（どーん）

とかね（苦笑）！！！

これ、でも、あるよね。

こういうことをひとつひとつ、やめる方向にもっていくの。

いい？

これは、自然の法則や宇宙の法則に乗る方法だよ。波乗りみたいに、軽やかにね！

葛藤や矛盾を自分の中にもたないようにする練習なんだよね。

思っていること……「あの本、読みたいなあ」

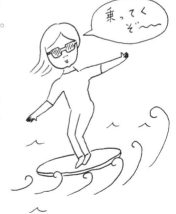

いっていること……「あの本、今年読みます」
実際の行動……本を読みはじめる

これ、最高ネ！

人生も達人になっていくと願望と成就が一緒になるといわれているのだけれど、それを、実際に、先にはじめちゃうっていうイメージ。
こころがけるようになったら、自分自身が無理をしなくなるはずだし、自分の「分相応」がわかるようになるはずだし、さらに同時に、自分自身がパワフルになっていくのをきっと感じるはず。

うつくしいことばを浴びる

突然だけれど、みんなはさ、都会で、流れているんだか、流れていないんだかわからないくらいドロっとした泥川と、山のふもとを流れる、飲んだらびっくりするほどおいしくて、からだも元気になっちゃうような水のうつくしい小川と、どっちが好き？

目も覆いたくなるような汚いお皿にのった、ぐじゃぐじゃの冷めたオムライスと、びっくりするほどデザインのうつくしいお皿にのった、きれいでおいしそうなホカホカのオムライスと、どっちが好き？

みんな、うつくしいものやきれいなもの、おいしそうなものが好きだよね。

ことばだって同じなんだよ。

からだは、ことばを食べている。

まずいものを食べていたら、からだやこころってどうなると思う？　おいしいものを食べていたら、お肌や気分はどうなるかな？
わたしたちって、目に見えるものと同じように目に見えないものにも影響されているのだよね、きっと。

今、いろんな問題があるかもしれない。もう大きらいな誰かがいるかもしれない。なんだか意味もなく、くさくさして、クヨクヨしているかもしれない。
でも、「で」を「が」に変えたり、「しなきゃ」っていうのをやめてみたりするのは、今の状況にかかわらず、やってみることはできるよね。

うまくできるか／できないかじゃなくて、
やるか／やらないか、それだけだよ。

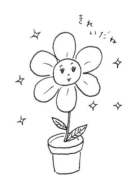

お金だってかからない！

いいよ、自分を騙すような気持ちで。気持ちよく騙されてみたっていいんじゃない？

そうそう、この本を読んでくださっているみなさんに、もうひとつだけ特別におまけの話。

◎自分が育った／育っている家族の口癖を点検する ⑤

のも、とってもいいよ。
さらに、その口癖を自分もいっていないかよく点検するの。そして、自分を傷つけたり、ないがしろにするようなことばをもし使っているなら、今日からただちにやめていく。

⑤自分が育った／育っている家族の口癖を点検する
家族の「ことば」を点検するのと同時に、「家族点検」をある人生の時期で行うのは、自由な自分になっていく上で、とても大切なことです。わたしは、自分自身を振り返るために「わたしノート」というノートを、ある時期からつけていたのですが、それを模したノートをつくりました。わたしノート11のつかいかた（「家族点検」の記述あり）、おすすめの本などをご紹介しています。『わたしノート』（エムエム・ブックス＝刊）はエムエム・ブックスの通販サイト「マーマーな ブックス アンド ソックス」murmur-books-socks.comのほか、一部書店にて取り扱いあり

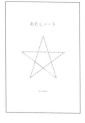

あとね、誰かに何かいう時に、「わたしはこう思う」と、「わたし」を主語にしてみて。

特に、不平不満をいいたい時、
自分の思いを主張したい時……。

ついつい「どうしてあなたは、こうしてくれなかったの？」とか、
「あなたがこうだから、こんな風になってしまうんじゃない」とか、
いってしまうことってあるよね。

この場合、「あなた」が主語。

でも、「わたし」を主語にすると
「わたしは、あの時こうしてほしかったんだよ」
「わたしは、あの時こうしてもらえなくて寂しかったんだよね」
とか
「わたしは、こういう風になってしまってとても悲しい」
とかいう表現になってくる。

相手を厳しいことばで責めるのではなくて、
自分の感情を「ただいう」という感じになる。

いい？　練習だから、最初からうまくできなくても気にしないことだよ。

いいことばだけを口にする、エネルギーのあることばを発する、そして自分に正直なことばをいう、そんなことばの魔法、ぜひ使ってみて。

今までの自分から自由になる感覚を、きっと感じはじめるはずだよ。

☆今日いますぐにできること
「で」を「が」に変える
「〜しなきゃ」をやめる

◇近いうちにできること
思っていることと、いっていることを同じにする
口から発することばを、「いいことば」にいい換える
アファメーションをしてみる（くわしくは『あたらしい自分になる本　増補版』166ページ「アファメーション」を参照）

♡将来おすすめしたいトライ
思っていることと、いっていることと、行動を同じにする
口から発することばを、「いいことば」だけにする
おもしろい落語を聴く

■さらに深めたい人に
『水は答えを知っている』（江本勝＝著　サンマーク文庫）
『幸せの芽がどんどん育つ魔法のガーデニング』（ウィリ

アム・レーネン=著　伊藤仁彦=訳　牛嶋浩美=絵　徳間書店=刊)
『引き寄せの法則　エイブラハムとの対話』(エスター・ヒックス、ジェリー・ヒックス=著　吉田利子=訳　ソフトバンククリエイティブ=刊)
『奇跡のリンゴ』(石川拓治=著　NHK「プロフェッショナル仕事の流儀」制作班=監修　幻冬舎=刊)

◎おまけ

このことばに気をつけて

「どうせ〜だから、できるわけがない」
自分でものごとの範囲を制限して、可能性をつぶしてしまっている。また自分でコントロールする力が強すぎて、自然にものごとが流れるように起こることも知らず知らずのうちに阻止してしまう。「うまくいくわけがない」など

自分を卑下することば
「わたし、顔が悪いから」「わたし太っているから」など

誰かを卑しめることば
誰かにいっていることばは、自分自身に向けたものだと思うようにして

ネガティブなことば
許さない／ダメだ／〜なんか、など

〜に決まっている
これも可能性を限定していることば

外側を変えて内側を変える

自由になるためのちいさなティップス

ここで、ちょっぴり、休憩です。
身近なこと、身のまわりのことにも、
自由な自分になっていくヒントはいっぱい。
人間関係、服、化粧品、仕事、すまい、
顔つき、声、文字、髪型、お店、名前などなど……。
内側が変わると、外側が変わるけれど、
でも外側が変わると、内側も変わるんだよね。
ちいさな勇気が、自分を自由にしてくれる。
できそうなものから、ぜひ試してみてね。

外側のものを通して自由になる！

さて、ここで、身近なもの、身のまわりのものを通して、自分が自由になっていくお話を少しだけ紹介するね。

『あたらしい自分になる本』を発刊してから、この本の内容を実践するための『あたらしい自分になる手帖』というものを毎年つくっていたのだけれど、その巻末に「あたらしい自分になっていくときに起こりうるリスト」というものが載っていたのね。

そのリストをもとに、さらに自由になっていくヒントをご紹介していくね。

1 人間関係を通して、自由になる

変わることを恐れないで

おっと、最初から、けっこう大きなテーマだね。

『あたらしい自分になる手帖』には、あたらしい自分になっていくと、人間関係がおのずと変わると書いたのだけれど、これは、実際に体験している人が実はとても多いと思う。実家から出てひとり暮らしをすることになった、恋人との別れがきた、あたらしい恋人とつきあうこ

とになった、つき合う友だちが自然に変わってきた、仕事で異動になったとか、ネ。

逆にいえば、人間関係が変わっているっていうことは、自分自身もあたらしくなってきているんだってサインなんだよね。

だから、何か離れるようなこと、距離を置くようなことが起こったとしても、むやみやたらと悲しみ続けないことだよ。これまでの人間関係と離れることになったとしても、こころの中で、その人に向かって「ありがとう」って感謝の気持ちを送ってみて。

「そんな！　こころの中だけで思ったって、自己満足じゃない？」って思うかも。

でも、けっこう、こころの中で思っていることって、伝わるような気がするんだよね。最初は感謝する気持ちが生まれないとしても……かたちだけでもこころの中で「ありがとう」っていってみて。

---

①『**あたらしい自分になる手帖**』
2011年から毎年つくっています。あたらしい自分になるティップスがいっぱい。毎週のコンシャスプラン、毎月のコラムが人気です。『あたらしい自分になる手帖』（服部みれい＝著　アスペクト＝刊）。現在はデザインもあらたに『わたしの手帖』（エムエム・ブックス＝刊）として発刊しています。もちろん「リスト」も健在です

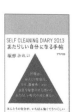
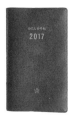

あと、切っても切れないというか……こちらが執着する場合もあるし、あちらが執着している場合もあって（まあ、どっちも実は同じって気がするんだけれど）、そういう関係から、どうやって、自由になっていったらいいかなんだけど……。

うーん、これって、本当にこれだけで1冊本を書いたほうがいいくらい、ビッグな問題だよね……（しみじみ）。

これまた、「同じじゃん！」ってつっこまれそうだけれど、最終的には、自分自身の波長みたいなものが変わるしかないって思う。

遠まわりなようだけれど、自分のからだが変わるようなことをしたりネ、何かできることからはじめて、自分自身があたらしく変わるしかないよね。
自由になる前には、自分があたらしくなる必要がある。

人と人がひっつくのって、波長が同じだからなんだよね。

「類は友を呼ぶ」ってやつ。

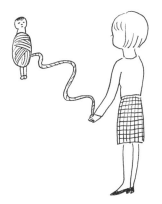

もちろんサ、その時その時でともに過ごす人っていうのは、とっても縁があると思うの。意味があるんだよね。でも、その意味を体験しつくすと、離れるってこともあるんだと思う。賞味期限がくるみたいに。さらにまたあたらしい人と出合うために、そうなるのかもしれないしね。

「絶対にこの人」と思っている人と一緒にいることで、お互いに、(お互いに、だよ) さらなるあたらしい体験をすることを逃しているのかもしれない。そう思ってみるとちょっと楽になれるかな？

よく思うんだけれど、みんな、未来に「ものすご―――くいいことが待っている」ってなかなか思えないんだよね。でも、自分自身があたらしい自分になっていくとき(もちろん、途中には艱難辛苦が、あるかもしれない)って、まあいってみたら、ドブ川が、きれいな川になっていくようなもので……、きれいになったその川にどんなことが起こるか、想像したらだいたいわかるよね。

もちろん予測不可能なことってあると思う。

でも、ドブ川が(ドブ川ドブ川って失礼だけれど、わかりやすいと思うから許してね)、うつくしい川になったら……ネ、きっと、それまでとらわれていたことから解放されて、どんどんすてきなことが起こりそうだよね。

からだ、こころ、たましいがあたらしく変わっていくって、川がきれいになっていくのととても似ていると思う。まず自分がうつくしい川になって、それから考えるってことをしてみるの。

人間関係が変わることをどうか恐れないで。それは、古くからの人間関係をないがしろにしていいって意味ではないよ。もうずっと一緒という人間関係ももちろんあるからね。

そういうことよりも、外側がどうであれ、いつもきれいな川でいるってなにか、確かな感じがしない？　ドブ川だと、いろいろなケアが必要になってしまうけれど、きれいな川だったら、もうそのままでいいもんね。大切なものもきっと自然に集まってくるのだろうし。

ね、そんなふうに、自分のことや人間関係のことを考えてみて。

②人間関係が変わる
もちろんずっと変わらない人間関係もあるし、またどんなに変わっても、ご縁があればまた会う、ということもあると思います。ただいずれにせよ、人というのは時とともに移ろうものというか、常ならず、というふうに思っているといいのかな。変わっていくからこそ、今を大切にすることもできそうですものね

2 服装や化粧品を通して自由になる

服が自分をあらわしている

服装は、本当に、その時々の自分をあらわしているよね。

もし、自分が自由になりたかったら、服装を変えるのはひとつのとてもよい手だよ。『あたらしい自分になる本』にも書いたけれど、あたらしい自分になっていくために、おすすめしたいのは……そうだな……大切につくられた服、かな。

大切につくられた服は、自分がそう思えればなんだっていいよ。
もちろん、素材は天然素材のものであるとか、なるべく手づくりであるとかっていうのもいいけれど、でも、自分がまず、そう思えるものならいいと思う。「大切につくられた」というエネルギーをまとっていると、自分が自分を好きになるというエネルギーを自然と引き寄せる。

③天然素材のもの
冷えとり健康法（44ページ）では、肌にあたる部分はできるだけ絹にするとよいといわれています。そのほか、綿、麻、ウールなど、天然素材のものは、自分にも自然にもやさしくておすすめです

④手づくりである
食事もそうですが、できるだけ、つくり手が見えるもの、つくり手が自分により近いものがよいと思います。『あたらしい自分になる本』にも書きましたが、目に見えなくとも、服にも、つくった人、関わった人の「思い」が入るものだと思うからです

もし、自分がよくがんばってきたならば、すてきな服を自分にご褒美するのも手だと思う。

あとね、服をはじめ、ものの扱いかたも、実は自分をあらわしているんだよね。

よく、ものを、雑に扱う……たとえば、ほうったり、とかなんだけれど……その場合のものって、自分自身なんだよね。
服が乱雑になっているっていうのは、自分自身を乱雑に扱っているってことだと思うよ。自分がどこか「なおざり」なわけ。

だから、雑にしているなあという人は、服をはじめとするものの扱い方を変えてみるというのもいいね。服やものをていねいに扱うようになることは、自分をていねいに扱う＝自分を愛することにつながっていると思うよ。自分を愛し、受け入れることこそ、自由になるということなんだよね。

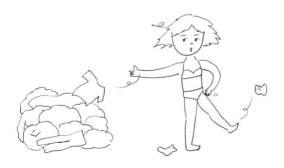

ちなみに！　まわりの人からていねいに扱われたいなと思うならば、本当に自分に似合う服を着ること。自分に似合う服を着ると人は魅力的になる。誰かのマネをした服や、服に着せられてしまった自分ほどダサいものってないよ！　そのためにも、友だちにスタイリストになってもらって、自分に合う服を探し直してみるのも、自由になるきっかけになると思う。

あと、男性っぽい服装をしていた人が女性っぽい服に、女性らしい服装をしていた人が、メンズライクな服を着るのも、自由でいいね。今まで着なかったような服にチャレンジしてみると、あたらしい自分の魅力を発見すると思う。

まだまだ自分の魅力って隠れていると思うんだよね。服は、そんな自分も知らない魅力を引き出す力をもっているの。

シンプルになっていく

あと、化粧品なんだけれど、わたしのまわりを見ていると、自分があたらしく、自由になっていけばいくほど、化粧品もシンプルになっている人が多いみたい。

いちばんシンプルなのは、もう何も使わないって人。次にシンプルなのは、塩だけを使っているという人。

「あれがほしい」「これがほしい」っていうのもたのしいんだけどさ、ひょっとすると、「外側」に刺激されすぎている可能性があるんだよね。自分の軸がしっかり整ってきたら、自分をていねいに扱いながらも、「製品」にまどわされなくなる。「製品」を見る目も出てくる。やたらと消費に走る自分ではなくなるよ。

つまり、やたら消費をしたい自分って、どこか空虚さが自分の中にあるか、まだ自分自身がやる必要のあることに着手していない可能性があると思う。

わたしもショッピングは大好き。たのしいもんね！　でも、自分の軸は、自分の中にあるのがすてきだね。誰かに頼りたい人、何かに依存したい人、助けがほしい人っていうのは、「製品」をじゃんじゃん売りたい人のいい餌食なんだと思う。キビシイいい方になっちゃうけれど、きっとそうなんだよね。誰かに振り回されている自分って……何だか、自由じゃないよ……。

⑤使わない
「お風呂に入ったとき、石けんでからだを洗わない」「髪の毛を洗うとき、シャンプーや石けんを使わない」「歯磨き粉を使わない」「食器を洗うとき洗剤を使わない」「洗濯をするとき洗剤を使わない」などです。わたしのまわりでは、このように完全に使わないか、ほとんど使わない、使ったとしても自然に還せるものを選ぶ、という人が多いです。これは人類の長い歴史を見れば、たいして風変わりなことでもないと思います。自然に還せない洗剤などを、がんがん、川や海に流して自然を汚している歴史のほうがうんと短いのではないでしょうか

⑥塩だけを使っている
「塩浴」といって、塩をからだや髪になじませて、洗い落とす方法です。歯磨きなども塩だけで行うという人もいます（『あたらしい自分になる本　増補版』（ちくま文庫）260ページ〜参照）

ものの価値というものがわかる自分になって、今の自分に本当に合うものを身につけられるようになったり、もっといえばないときはないように、あるときはあるようにたのしめるのが豊かさっていうものなんだって思うよ。「買っていたもの」を手づくりするのもすごく豊かな体験だしね。

化粧品でもヘアケアでも、よりシンプルに、より内側からきれいになっていくのが、わたしにとっての自由のイメージかな。

❸ 仕事から自由になる

まずは一生懸命働く

これまた、これだけで1冊本が書けそうだね！

⑦ないときはないように、あるときはあるようにたのしめるのが豊かさ
整体師の野口晴哉さんは「豊かな心とは、無い時は無いように生きることを楽しみ、有る時は有るように楽しんで、それにこだわらず、いつも生々潑剌とした気分で一日を暮らせることだ」（『風声明語』全生社＝刊より）といっています。わたしは、清貧もあれば清富もあると思っています

⑧内側からきれいになっていく
肌や髪といった美容のこととなると、外側から足すことばかり考えがちですが、からだの内側、こころの状態など、見えない部分のことが非常に作用していると思います。心身が本当の意味で健康になれば、肌も髪も、自然にうつくしくなります

仕事のことで悩んでいる人って今とっても多いみたい。時代があたらしくなっているのに、仕事の現場は旧態依然、としているところが多いから、なのかな。

仕事から自由になるには、仕事を今すぐやめてあそびまーす、というのじゃなくて（あたりまえですね、すみません）、まず仕事というものに対する価値観を捉え直すといいと思う。

働きはじめの人は、とにかく、人の倍以上働く、と覚悟を決めること。最初って覚えることが、たくさんあるんだよね！　一人前に働けるようになるまでには時間がかかるものだからね。最初からそう、こころの準備をしておけば、自分に負けないと思うんだよね。

次に、仕事の目的をもつこと。お金を稼ぐ、次のステップアップのために働く、自分を表現するために仕事をする、人それぞれの目標があっていいと思う。仕事って、わたしはどんな仕事も大事なんだと思っているのね。上

⑨本が書けそう
これは、本当に本になりました！『わたしらしく働く！』（服部みれい＝著　マガジンハウス＝刊）。"ずっこけ"だった駆け出し編集者から、『マーマーマガジン』を立ち上げ、現在に至るまで。自分らしく働くとは、究極、自分が無になっていくことなのかも。「自分らしさ」はその過程で立ち現れるものなのかも、というようなことを書いたりしています

⑩働きはじめの人
あと、どんなときも「はい」という、というふうに覚えておくとよいと、わたしは先輩にいわれました。もちろん、人間としていやなことが起きた場合は「NO」をいうことは大切です。でも仕事を覚えていくという点では、「はい」と答えるように仕事をしていくと、自分にとても力がつきます

とか下とか本当はない。だから、他人と比べて、自分の仕事は……って思うのはちょっと不毛な気がするの。それよりも、与えられたこと、目の前のことを一生懸命やる、仕事をもらっていることに感謝する、<u>自分から先に与えるようにする</u>、っていうことをしていくと、きっと、よい循環がやってくると思うよ。

仕事をやめたいなと思っている人は……、仕事をやめる日を今すぐ決めて。1週間後でも、1か月先でも、半年後でもいいよ。そうして、それまでは、もうただひたすらに一生懸命働いてみて。これしかない。

仕事って、どうも、一生懸命やるってことが大事みたいだね。あとは、古くさく感じるかもしれないけれど、感謝の気持ちをもつことだよね。だって、お金をいただくってすごいことなんだよ！　お金ってひとつの「価値」なんだよね。だから、もう、一生懸命やるの。うまくいかないのを会社や人のせいにするのではなく、自分が主体となって行動し、決断する。それが、実は、仕事から自由になるってことのはじまりなのかもしれない。

⑪どんな仕事も大事
「食に貴賤なし」と人生の先輩から教わりました

⑫自分から先に与えるようにする
職場の先輩を先にほめる、自分ができる技術を先に差し出す、などなど。みんながいやがるようなことを率先してやる、なんていうのもいいですね

4 住むところを通して自由になる

自由になるなら掃除から

もし、今自分が自由になりたいなら、または自由になる過程にあるときに、住む場所を変える（または自然に変わる）というのは、充分考えられることだよね。半年前か1年前に、勇気をもって決断したことの結果が、「すまい」になってあらわれるって、よくあることだと思う。

どういうところに住んだらいいか？　そうだね、自分が気持ちがいいな、ここちがいいなって思うところがいいよね。その感覚が一番だと思う。これも服の話と同じで、自分自身が外側にあらわれるわけだから、自分自身の波長と同じ「すまい」に住むことになるんだよね。部屋は自分なの。

住む場所が変わらなくても、部屋の大浄化作戦は、自分から自由になるときに、とても大事な方法だよ。やってもやっても、どんどん処分するものが出てきて……軽く

⑬部屋の大浄化作戦
部屋を整理整頓して、ガラクタを処分することで、エネルギーの流れをよくしようというもの。『あたらしい自分になる本　増補版』（服部みれい＝著　ちくま文庫）110ページ参照。ぜひ、何度もトライしてみてくださいネ

221

愕然とするんだけどサ……これは、習慣にしたい知恵のひとつだよね。

そして、本当に、本当に、掃除は大事！ 掃除がすべてといってもいいと思う。もし、自分が自由になりたいのなら、掃除を毎日することだね。

なぜって？ これは理屈じゃない。

場の風通しがよくなる＝自分の風通しがよくなるってことだからね。自分がすっきりすればするほど、こころは明晰になり、純粋さが増し、解放されていくよ。

きっといい結果をもたらすと思う。ぜひ試してみてね。

5 顔つき、声や文字を通して自由になる

捉え方を変えてみる

顔も声も書く文字でさえ、変わっていくものなんだよね。もちろん、基本は変わらないよ。いきなり声変わりしたりしない。でも、やっぱり変わるものなんだよね。

自由になっていくときに、顔つきは、柔和になると思う。目の色はうつくしくなり、輝くようになるよね。肌にも

つやとハリが出ると思う。

顔の問題ってね、造作だけの問題じゃないんだよね。全体の印象の問題というか、表情の問題だったりする。

「わたし、自分の顔が好きじゃなくて……」という人に限って、表情がよくなかったりする。コンプレックスって難しい問題かもしれないけれど、顔に自信がないならば、そこは逆により一層、表情で勝負！　表情で大逆転！　って、イケてる表情づくりに励んでほしいな。

内側からの輝きのほうが、外側の輝きよりも強いの。これはまちがいがない。

ものすごい美人で、中身がスカスカ人間と、そんなに美人じゃないけれど、自信があって輝いてやさしくてあたたかい人間と、どっちの人に人気が集まると思う？　とても簡単なことだよ。

顔に負けないで。体型にも負けないでね。そう、自分に負けないことだよ。

肉体は所詮、乗りものなの。

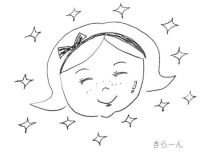

きらーん

ぽんこつの車だなあって卑下するんじゃなくて、その車がどうしたらよりすてきに見えるか、さらにいえば、どうしたらよい走りができるか、そっちを大事にしたほうがいいよね。そうやって毎日熱中して走っているうちに、気づけばもうぽんこつって思わなくなっているよ、きっと。

声や文字も意識してみて

声は、自分が自由になっていくと、とても、安定した、聞きやすい声になる。なぜなんだろうね。呼吸が深くなるからなのかな……。

声を出すときに、落ちついた声を出すようにするといいね。静かに堂々と、シンプルに話す。

文字だって、意識して、いつもと違う文字を書くのはおすすめだよ。小さい文字の人は、しっかり大きく書いてみる。大きくて雑な人は、ていねいに書いてみる。これだけでも、文字を通して今までの自分から自由になるきっかけになると思う。

ちいさなことだけれど、やってみてね。

6 髪型を通して自由になる

髪についた思いを断ち切る

髪型！　これは、自分が自由になるときに、「使えるツール」なんだよね。よく失恋すると髪の毛を切るっていうけれど、本当に、それは理にかなっている！

髪の毛って、いろいろな想念がまとわりつきやすいんだと思うのね。⑭髪が長いと、そのぶん、いろいろな「思い」がついている。執着、思い出、思い込み、場合によってはねたみ、そねみ、いろいろな思いがね。自分のや人のや……（ギャギャッ）。

だからそれを断ち切ると、すごく自由になれるよ。

⑭いろいろな想念がまとわりつきやすい
『マーマーマガジン』16号（エムエム・ブックス＝刊）の加藤俊朗さんの連載にはこうあります。「お化けの特徴は、3つあります。『髪の毛が長い』『足がない』『手は、への字の形』この3つの特徴は、過去、現在、未来を表しています。（中略）髪の毛は、人間の「過去」です。お化けの髪の毛の長さは、最低でも1メートルはあるんです。ショートカットのお化けはいないのです。（中略）髪の毛はね、長さが問題なんですよ。1センチで1つの行為（カルマ）、1メートルだと100回の行為を表しています。これは、人間のときに100回悪いことをした、という意味です。悪いことをしても反省しないで、繰り返しやり続けた行いのことです」（「魂の話／お化けの過去、現在、未来」より抜粋）。そういえばロン毛のお坊さんとかもいないですものね（たぶんですが……）。髪の毛が長いままである、同じ髪型を続けているというのは、何らかの自分の心象を表わしていると思います。なお、覚者ともなれば髪型からも自由になるというイメージです

あと、いつも髪型が同じ人っているけれど、そんな人ほど、髪型を変えると自由になると思う。どう自由になるのかって、うまく説明できないんだけれど、でも、自分やまわりの人を見ていても、こう、次にジャンプするときに、自然と「髪型変えよう」っていう気分になる人が多い気がするのね。だから、それを逆に利用するのも手だと思うの。

ちなみに、これからあたらしいことをしようとしている人、仕事をはじめようと思っている人は、おでこと耳を見せるようにしてみて。⑮

7 お店／名前／情報から自由になる

情報断食してみない?

お店も、服などの場合と似ているよ。お店を選ぶとき、よりここちよいお店、気持ちのよいお店、ていねいに自分を扱ってくれるお店を選ぶのがおすすめ。もちろん、よく行くお店を変えてみるのもいいネ。

⑮おでこと耳を見せる
これも以前、先輩から教わりました。
特に耳を出すのは、「相手の話を聞きます」という態度を表すそうです

また名前も同じ。ペンネームをもつ、ニックネームをもつ……今は、ほら、フェイスブックとかツイッターとか、インターネット上であたらしい名前をもてる機会が多いじゃない？　そんなときに、自由に、自分の名前をつけられるとすてきだよね。逆に名前からあたらしく自由になっていくというかネ。

あと、自由な自分になっていくときに、かなり有効な方法として、テレビ、雑誌、新聞やインターネット、携帯からちょっと離れるっていうの手もある。
これは、実際にわたしがやっている方法なんだけれど、まあ、いってみたら「情報断食」だね。

今、みんな、すごい量の情報を浴びている。これから自由になるの。はじめはさみしいなと思ったり、不安になるかもしれない。

でも……正直……ホッとするようなところがある。

テレビ、雑誌や新聞、インターネット、携帯にささげていた時間って、やめてみるとけっこうあるってわかると思う。頭もすごく休められると思うのね。ぜひその時間を、それ以外のことに使ってみてほしいの。もちろん、ある一定の期間でもいいよ。週末だけ、とかね、ある1か月だけとかね。そうしてみると気づくことがたくさんあるはず！　ゲーム感覚で「情報断食」にもトライしてみてね。

☆今日いますぐにできること
このティップスのうち、ひとつ、はじめてみる

◇近いうちにできること
このティップスのうち、さらに実行することの数を増やしてみる

♡将来おすすめしたいトライ
自分なりに、身の回りであたらしくするものを見つけて、変えてみる

■さらに深めたい人に
『なにかいいこと』（服部みれい＝著　PHP文庫）
『わたしの手帖』（服部みれい＝著　エムエム・ブックス＝刊）

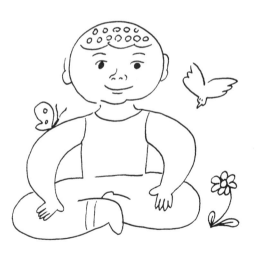

3
たましいから自由になる

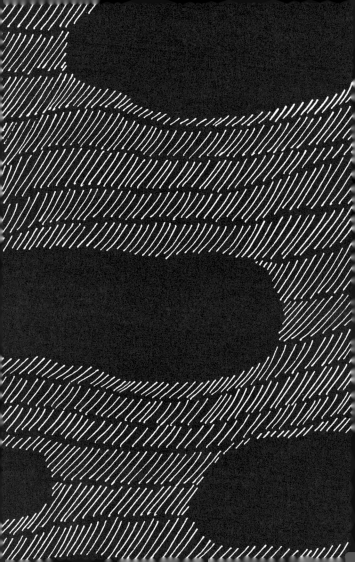

自分への深い理解の旅
数秘術

さて、ここからは、
もう少し「目に見えない世界の話」に突入します。
精神世界的かどうかというのは、
わたし自身、さほど重要なことではなくて……
この数秘術は、自分や他者への理解に、
現実的に役に立つと痛感しています。
自分のもっている数字を、生年月日から割り出して、
その数字の意味を理解するというものなのですが、
自分の課題や目的も見えてきて……。
数に振り回されるのではなく、「人生の地図」として
ヒントの多い数秘術の話。
自分にあてはめながら、体験して、実感してみてください。

数字の秘密に触れていく

数秘術って聞いたことある？　カバラとか、ピタゴラスの……とか名前だけなら聞いたこと、あるよっていう人も多いかもしれないね。

わたしは、2000年を過ぎたころに、たまたまなんだけれど、中国の四柱推命の存在を知って、

◎生まれた年月日

には、そもそも何かしらの意味がありそうだなって、感じていたの。

「占い」といってしまえば、そうかもしれない。
でも、実生活にあてはめていったときに、「!!」（無言で、ビックリマーク）、みたいなことを、いろいろなかたちで体感するようになったんだよね。こう、自分の生活を通して数字というものの秘密に触れていった、といってもいいかもしれない。

数字の秘密って、簡単にいうと、こういう感じ。ほら、

①カバラ
古くから伝わるユダヤ民族の知恵のひとつで、数秘術はカバラをベースにした運命の解読法

②四柱推命
生まれた年・月・日・時を4つの柱としてその人の運命を推察する占い

誰でも、数字にイメージってもっていない？
1という数字のイメージ、
2という数字のイメージ、
5、8、9……

いろいろなイメージがあると思うの。
1は、しゃきっとしていて「はじまり」のイメージ。
2は、やわらかくて、ゆるやかなイメージ、などなど。

なぜか、特にお気に入りの数字があったりネ（わたしは3が好きだよ！）。出席番号、スポーツの背番号、住所、電話番号など、なぜか縁のある数字ってあるなあ、とかね。どうかな？

数字って、何か、こう、それぞれのエネルギーみたいなものがきっとあるんだと思う。1のエネルギー、2のエネルギー……。ね、どうかな？

自分のバイオリズムを知る

そこうするうちに、たまたまだったんだけれど、数秘術による9年周期というものを知るようになったの。[3]

---

[3] 数秘術による9年周期
320ページのはづき虹映さんとの対談もご覧ください

それは、今年の西暦に、自分の誕生月、日を、すべてひと桁にして、足して割り出すというもの。
たとえばこんな感じだよ。

2013年の自分の周期は、

自分の誕生日
◎2＋0＋1＋3＋（月）＋（日）

（月と日がふた桁になる人は、ひと桁にバラして入れてね）

で割り出せる。

例
たとえば、3月29日生まれの人であれば、
2＋0＋1＋3＋3＋2＋9＝20

ふた桁になったら
またひと桁にバラして足すよ。
2＋0＝2
今年は「2」の年ってわけ。

9年周期の運命の波はこんな感じ。

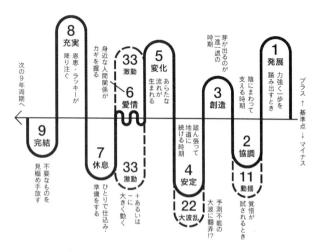

参考:『怖いほど運命がみえる!「誕生日占い」の本』(はづき虹映=著　PHP研究所=刊)

たとえば、この「2」の年は、「陰にまわって支える時期」と書いてあるけれど、表立ってめだったことをしようとしないとか、じっと、裏で勉強する年にするとか、そんなふうに、対策を練るのに役立つのね。

と!

わたしも最初からうのみにしていたわけじゃないの。この方法を知ってからね、生まれてから今までの、自分の9年周期を大きなスケッチブックに書き出してみたのね。全部だよ。なんせ、疑い深いからね。自分でやってみないと気が済まないわけ。

```
2004年 ⑤ 学校入学、新しい日々
2005年 ⑥ 学校2年目
2006年 ⑦ 卒業・自問自答の日々
2007年 ⑧ 初めての個展開催
2008年 ⑨ 2度目の個展・失恋・転職
2009年 ① マーマー服部さんへ売り込み・3度目の個展
2010年 ② 『ストロベリー・ジュース・フォーエバー』でイラストデビュー
2011年 ③ イラスト描き&マーマー編集部で学びの日々
2012年 ④ 久々の個展でドキドキ・体の変わり目
2013年 ⑤ 初めての関西での展示にワクワク
```

そうして、そのときどきで何が起こったのか、書いていったのね。

上はこの本のイラストを描いてくれている平松モモコさんの9年周期の一部だよ。
④

④平松モモコさんの9年周期の一部
1の年（2009年）にあたらしいことがはじまって（イラスト売り込み）、2の年でがんばって（デビューとあるが、『ストロベリー〜』の本の挿絵は、イラストの仕事がはじめてであることもあり、大変だったと思います。粘り強くがんばった年）、3の年にさらなる動きが出ています（イラスト描き&マーマーマガジン編集部で学びの日々）。4の年には、自分自身のこれからのことを企画（久々の個展）。5の年でさらに大きな動きが出ている（はじめての関西での展示）……。なお、同じ5の年（2004年と2013年）を比べてみることも大事だと思います。ちなみに、6は、じっくりと自分のことや家のことに取り組む＝学校2年目、7は自分自身がどうしていくか、閃きやすい年＝自問自答の日々、8は収穫＝はじめての個展開催、9は極まりの年＝失恋・転職、と、なるほど、やっぱり9年周期はおもしろいなあと思いました。平松モモコさん、ご協力、ありがとう！

わたしも実際に自分の年表を書いて数秘術をあてはめてみたんだけど、明らかにバイオリズムみたいなものがあることがわかってきたの。
「ああ、この数字の年には、こういう傾向のことが起こりやすいんだな」とかネ。

9年周期って、イメージでいうと、土に種をまいて、大きくなるような感じ。

1は、種まき
2は、種が土の中で育っているところ
3は、ほんの少し芽が出た感じ
4は、いよいよ茎がのびてきている感じ
5は、茎からさらに細かな茎や小さな葉が生まれている
6は、花が咲きはじめる
7は、実がなる準備。自分がどういう「花」だったかがはっきりする
8は、それらの実を収穫する
9は、1～8をいったん全部刈りとってあたらしい土づくりの準備をはじめる

これは、あくまでわたしのイメージなんだけれど。ただこう考えていくと自分自身の対策を自分の力で練ることができるんだよね。

だってさ、「2」の年に、……まだ、種は土の中にいる

のに……ものすごく目立つようなことをしたら、無理があるよね。それよりも、土の中でしっかり準備をするようなイメージで、地味にコツコツがんばる！……とかネ。

と、まあ、こんな具合に、この9年周期のバイオリズムを、自分の人生にあてはめて、数年間ずっと、利用をしていたの。

数秘術で自分に気づく

そうこうするうちに、ある日、歩いていたら、こんなふうに思ったの。
「生年月日って、『自分』というものが誰なのかを示す情報が全部入っているんじゃないか？」って。

忘れもしない、東京の表参道の裏通りを歩いていたときのことだよ！

「情報」って何なのよっていわれたら、はっきりというのは難しいんだけれど……性格、性質、過去に自分がしたこと、家族のこと、これからのこと、まあそんな感じかな？
その直感があたっているかどうかはともかく、突然、そんなふうに思ったのね。

そうしているうちに、誕生数の存在に出合ったの。知人

がある本を貸してくれたのね。それが、この本でした。

◎ダン・ミルマンの『魂の目的　ソウルナビゲーション』。
⑤

いや、もう、これを読んで、目からウロコが落ちまくりッ！　だったよ。どういうふうに落ちまくったかというと……、わたしの誕生数の最終数は
⑥

「7」

なんだけれど、

「7」のテーマが「信頼と解放」で、

「世の中を信頼し、自分を解放することが苦手」
「強い内向性をもっている」
「外部に現れる業績よりも精神的なプロセスを大切にする」

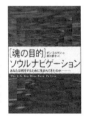

⑤『魂の目的
ソウルナビゲーション』
数字から、自分や他者を理解するうえでのヒントが見えてくる一冊（ダン・ミルマン＝著　東川恭子＝訳　徳間書店＝刊）

⑥誕生数の最終数
生年月日を、西暦から日にちにいたるまですべてをひと桁にして、足した数。詳しくは、242ページへ

「一人になれる時間や場所を求める」
「社交的に見えても、精神的に傷つくことを恐れ、
めったに内面を明かそうとしない」

といった特性があると読んだときの楽になったことと
いったら!

ほかの数字の人からしたら「はぁ〜っ!?」(肩をすく
めて)ってところだと思うんだけどサ、
こ☆れ☆が!!! もう、わたしとしては思いあたるふし、
ありまくりで!(すみません、ひとりで興奮して。これ
もまた「7」っぽい興奮のしかたともいえるのだけれど。
ひとりで盛りあがっているという。精神的な発見みたい
なことがこよなく好きなんだよね)

さらに、
このダン・ミルマンの本には、
各数字のテーマのほかに、

◎人生のハードル(「7」にとって信頼の第一歩は、自
分を信頼すること)
◎その他の特質と課題(「7」は裏切りを恐れるあまり、
本当の感情を隠し、それが他人から不信感をもたれる原
因となる。そうしてまた、一番恐れている、誤解と裏切
りを呼び寄せる)
◎可能性と運命
◎行動チェックリスト

◎信頼と解放(「7」のテーマ)に近づくには

などなどが詳細に書かれていて、読めば読むほど、自覚していなかった、こころの奥の奥の、そう、自分のたましいの部分とでもいうのかな、そこへの気づきがもたらされるんだよね……。数字ってふしぎ。

もちろん、同じ「7」でも、その「7」になる前の数字のうちわけも大事。16／7、25／7、34／7、43／7と、「7」に至るまでの数字はさまざま。それによっても、また課題とか特性が違うんだよね。

これはもう、自分の数字で確かめてみて！　としかいいようがないのだけれども……。

ではさっそく、誕生数の割り出し方を説明するよ！

あなたの誕生数は？

誕生数は、生年月日を基に、簡単に割り出すことができるよ。誕生数から、その数（人）ごとの資質、人生の目的、課題を知ることができる！

誕生数の計算方法
① 自分や友人の正確な生年月日を確認したら、そ

れぞれの数字をひとつずつ足していきます。0も省いてはいけません。

ex：1978年6月22日生まれ
↓
1＋9＋7＋8＋6＋2＋2＝35

② ①で求めたふた桁の数字をもう一度足します。
ex：3＋5＝8
☞0が入った、10、20、30、40の場合も同様に足して、1、2、3、4とします

③ ①で求めた数字と②で求めた数字を／で区切って並べます。これが誕生数です。
ex：35／8

④ もう一度、計算が合っているか確かめましょう。

☞**ここがポイント**
●誕生数の数字はすべて、意味とエネルギーをもっています。中でも、②で求めた最終数（ex：8）は人生に強い影響を及ぼします
●①で出たふた桁の数が0を含む数になった場合（10、20、30、40）、それぞれの最終数（1、2、3、4）とともに、0の項目（248ページ）もご覧ください
●①で出たふた桁の数が11、22、33、44になった場合、それぞれの誕生数2、4、6、8とともに、11、22、33、44の項目（248ページ）もご覧ください

●1から9までの各数字はそれぞれ異なる意味をもっています。①で求めたふた桁の数字も、たとえば35と53では、最終数が同じ8でも人生への影響が変わります。最終数（ex：8）のほか、ふた桁の数字（ex：35、53）についても知ると、自分や他者への理解がより進むでしょう。くわしくは、『魂の目的　ソウルナビゲーション』（240ページ）をご覧ください

オッケー？

そしたら、『魂の目的』で解説されている数字のテーマや特性を、簡単だけれども紹介するから見てみてね（『魂の目的』では20世紀に生まれた人の誕生数を想定し、そのパターンを解説しています）。

1 創造

人を惹きつけるエネルギッシュなリーダー。「自分を表現したい！」という強い思いで表現の場を求め続ける。その創造エネルギーをどう開花させるかが鍵。
資質……無邪気にまっしぐら
もうひとりの自分……いつもどこか不安
人生の課題……エネルギーの解放
人生の目的……創造力を発揮

2　　　　　　　　　　　　　　バランス

奉仕のこころで社会を支える陰のヒロイン。調和とバランスがテーマ。自分と他人の境界線を明確にし、バランス感覚を手に入れられれば調和的な関係を築ける。
資質……縁の下の力もち
もうひとりの自分……優柔不断で依存的
人生の課題……境界線をつくる
人生の目的……自立したサポーター

3　　　　　　　　　　　　　　　感情

感受性＆表現力豊かなエンターテイナー。こころの奥に潜む感受性を全開にして、世の中にありったけの愛情エネルギーをそそぐ表現者。自分の直感を信じて進もう。
資質……素直でまっすぐ
もうひとりの自分……傷つきやすい子ども
人生の課題……おそれに打ち勝つ
人生の目的……表現で人にも喜びを

4　　　　　　　　　　　　　　　安定

忍耐強い安定志向型。プロセスを重視し、安定した基礎を築く実力者。ひとつひとつ、着実にステップを踏むことで、目標を達成。

資質……こつこつと着実に
もうひとりの自分……一足跳びを夢見る
人生の課題……ステップを省かない
人生の目的……大地に根を張る

5 自由

真の自由を追求する冒険者。数々の冒険から、機敏さと真の自立の精神を育むのがテーマ。内面の自由を獲得することで、エネルギーが解放される。
資質……自由気ままで多才
もうひとりの自分……情緒不安定
人生の課題……継続は力なり
人生の目的……自由と勇気の獲得

6 理想

理想主義の炎を内に秘めた夢想家。まばゆいほどの理想や希望を抱き、目標の完璧な達成を目指す。高い理想と現実の接点を見つけることで、実り多い人生に。
資質……理想を貫く完全主義
もうひとりの自分……いい人を演じる
人生の課題……ありのままを受容
人生の目的……地に足をつける

7 信頼

神秘の世界を愛する一匹オオカミ。自分と世の中への信頼を手に入れると、世界の深淵なる知恵にたどりつく。自分のたましいと直感を信じておそれを手放そう。
資質……自分の内側を探求
もうひとりの自分……調子のいい八方美人
人生の課題……自分自身への信頼
人生の目的……真理と本質の発見

8 豊かさ

タフに成功を求める戦士。本当の豊かさを手にいれるため、まずは内面の豊かさを確立して。得た富を世の中に還元することで、より豊かに！
資質……豊かさへの挑戦
もうひとりの自分……物質的成功への執着
人生の課題……欲望との調和
人生の目的……清く豊かに

9 高潔

「大いなるたましい」に選ばれた真のリーダーの資質をもつ。高潔で模範的な生きかたを体現し、経験を積めば、人々を導くお手本に。

資質……知識が原動力
もうひとりの自分……頭でっかちな理論派
人生の課題……実践と努力
人生の目的……心身の一体化

● 「0」のパワー

誕生数に「0」をもつ場合（19／10、28／10、37／10、46／10、20／2、30／3、40／4）がありますが、「0」は、霊的な素質、潜在的な力を表します。洗練された感性、力、表現力、直感力をもち、ほかの数字のエネルギーを増幅します。

● ダブル数のメッセージ

各数字を足したときの合計が「11」「22」「33」「44」になった場合（243ページ参照）、そのふた桁の数字にも意味があります。さらに、足してひと桁になったときの数字（11→2、22→4、33→6、44→8）の意味も含みます。同じ数字がダブルで並ぶ「11」「22」「33」「44」は、「1」「2」「3」「4」の各数字の資質やエネルギー、ハードルも2倍になり、周囲にも強烈な影響を与えます。

● 「12」になった場合

「12」は「1」と「2」の資質と課題を併せもち、他の人と協力することで創造性が最大に発揮されます。さらに、39／12の人は「3」と「9」の、48／12の人は

「4」と「8」の特性も含みます。

数字から自分を知る

「自分を知る」って……本当の意味で自分を知るって、一生をかけて行う旅だって、つくづく思うのだけれど、数秘術は、その「自分を知る」ことのきっかけに、とっても役立つと思う。

もちろんネ、いちばんわかるのは、社会や学校や家庭での体験や人間関係を通して、なんだけれども、いいことでもつらいなと思うことでも、何か起こったときに、数秘術の数の秘密を読み返してみると、自分を省みるためのヒントがたくさんもたらされるんじゃないかな。

わたしの場合はね、『自由な自分になる本』の前に『あたらしい自分になる本』っていう本を書いたのだけど……本来ならばサ、たとえば「冷えとり健康法」だけを一生懸命追求するってやりかたもあるんだと思うの。でも、わたしはそれをしないで、あれこれ試してる。

実はネ、どこか少し、「あれこれ試して疑心暗鬼っぽくない？」って自分を責めているようなところもあったの。実際、各健康法や知恵を実践する人たちからは「これ1本でやっても健康になれるのに、どうしていろいろ手を出すのですか？」っていわれたこともあるよ。

でも、この数秘術で、自分が「7」だってことがわかって、ものすごく楽になったの。よくも悪くも、自分の特性なんだよね。「疑り深い」っていう（苦笑）。そうして、自分でとことん試していって、信頼してさらに解放していく……。そう、「気が多い」といえば多いんだけど、自分がこういう性質であるおかげで、本も書けたし、幅広い視点で、さまざまな知恵を紹介したということもいえる。

これがわかったときには、本当に、**自分が自分でいいんだ**って心底安心できた。

だいたいね「7」の人が、（もちろん誰でもだけれど）自分で本を書くって、それ自体がもう、たいへんなことなんだよね。自分に対して疑心暗鬼な人が、自分を表現するってすごーくしんどいの（泣）。でも、非常に「7」的なアプローチでいろいろな知恵を紹介することを通して、なんとか、自分を表現した。

⑦自分の日記や詩
日記は『あたらしい東京日記』『あたらしい結婚日記』『あたらしい移住日記』（大和書房＝刊）、詩集は『だからもう　はい、すきですという』（ナナロク社＝刊）。わたしの数字である「7」＝信頼の課題を超えたとき、今度は解放がはじまるのですね。って、こんなに解放しなくても、という解放になってしまい、これまた「7」的であるのかなと、自己分析しています

そうして、自分を表現してみたら！

これも悪くないって、わかったよ！（信頼そして解放！）

そうして、今度は、誰かの知恵、ということではなく、自分の表現をしていけるようになった。そのあとで、自分の日記や詩の本まで発行しているからね。

第一歩を踏み出して、自分の課題を、まずは小さく乗り越えたら、もう、ばあーっと大海に出ることができたって感じ。

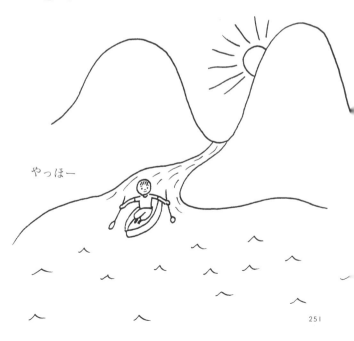

人生っていろいろな局面があるけれど、自分の誕生数の課題……生まれてくる前に用意された課題、といってもいいよ……を超えるときに、想像を超える人生がはじまるのかもね。

とても勇気のいることだよ。
でも、これは、本当に、すばらしい体験だよ。

自由になるって、自分を理解して、自分をがんじがらめにしている「思い込み」「思い癖」を手放していくっていうことなんだよね。

そうして、本来の課題に取り組みはじめると、自分自身が輝きだすということがはじまるんだと思う。

「えー、それって特別な人だけなんじゃないの!?」って思う？　そんなことはない。「自分の課題や目的」というものは、その人だけのものだからね。その人生を誰かと比べたりすることはまったく意味のないことだよ。

自分自身が生まれてきたのは、おそらく……ちょっと哲学的ないいかたになってしまうけれど、「**自分自身になる**」ために、そして最終的には「**自分自身から自由になる**」ためなんじゃないかなあって、今のところはだけれど、わたしは思ってる。

誰もが大海にいつかは出る。

はげまそうと思って、美辞麗句を並べるつもりはないの。

これは、自然の真理、宇宙の法則みたいなものなんだよね。

そうしてその第一歩を踏み出すのは、自分、なんだよね。

そのためには、どういう方法であれ、「自分を知る」ということをはじめる必要があって、その方法は、ごまんとあるけれど、わたしの場合は、そのきっかけのひとつが「数秘術」だったってことなんだよね。

他者への理解に

「数秘術」によって、なにより、自分への理解を深めることが第一に必要なことなんだけれど、もうひとつわたしがこの数秘術をいいなと思っているのが、「他者への理解が進む」という点なの。

各数字の特徴を知っているとね、隣の誰かのことが、本当によく理解できるようになる。

たとえば、わたしの仕事を支えてくれるスタッフに数字の「9」の人がいる。

「9」は賢者の数字。テーマは「世界平和」ってイメージ。

「9」の人は、見ている世界のスケールが大きいんだよね、どんなときも。それでいて自分の中は、かなりカオスで（ま、「世界平和」だからね）、自分に関わることをするのはちょっと苦手。でも、他人のことは、びっくりするほどよくわかる。全体を俯瞰してものごとを見るのが好きだからなんだよね。

この「9」の人は、一見、えらそうなの（ごめんなさい）。いつも、何かを批評している。24時間評論家って感じだよ。時に「上から目線」の上をいく「天空から目線」になることもあるよ。だから、そういう視点にふさわしい仕事をしてもらうといいよね。

そういう具合に、「9」だってわかっていると、すごく相手のことがわかるようになる。わかると楽になるんだよね。楽になるというか、受け入れられるようになる。

受け入れられるって、許す、愛するってことに太くつながっているからね。

「決めつける」のはよくないよ。「あの人は9だからねー」って、断定してイメージを固定するのはつまらない

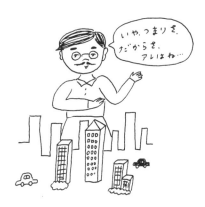

ことだと思う。でもその人への深い理解につながるのは、とってもすてきなことだよね。
これが本当に数字の秘密を知って、よかったことのひとつなんだよね。

もちろんね、最終数だけでいうと、そんなにバラエティは多くないけれど、でも、「生年月日」を細かく見ていくと、本当に多様な世界が広がっている。

自分を知ったあとに、近くの人の誕生数を割り出してみてね。

毎日見る数字からヒントをもらう

さらには、数字の特徴を知っていると、毎日見る数字もつい計算してしまうようになるよ（笑）。

わたしの場合は、使っている電話番号の数字（家の電話、

⑧バラエティ
最終数ができる前のふた桁の数字もよく見るとよいそうです。たとえば、2なら、11／2と20／2でもずいぶん特徴が違います（11の人は、1や11を、20の人は、2と0の両方を知ると、自分のことがさらにわかります）。なお、数字の計算の関係で、ふた桁の数字が33の人はあと数年後に存在しなくなり、44の人が増えていくのだそうです

携帯の電話番号をひと桁にして足した数字）がみんな一緒、とかね。

あと、マンションやアパートに住んでいる人ならば、今住んでいる部屋の号数も足してみると、今の自分のヒントがもらえるかもしれない。

わたしは、スーパーで買いものをしたときの値段、さらにはおつりの値段まで（笑）、ひと桁にして足しては、「なるほど、今日はこういう日なんだ」ってあてはめて、たのしんでいるよ。

こないだなんか、小さな旅に出たら、やたら「11」ばかり見てた。「11時11分」とか、泊まった宿の部屋も「308」で足したら（3＋0＋8＝）11とかね。

なにか「創造」と関係があるのかな、とか……わたしなりに「11」に関わるいろいろなことを考えて、ヒントにしてみたよ。そこをきっかけに、自分自身の内側を旅

⑨細かく見ていく
はづき虹映さんの「バースデーナンバー」によれば、スピリチュアルナンバー／過去＝生まれた日、エンジェルナンバー／現在＝西暦の誕生年月日（ダン・ミルマンの最終数と同じ）、チャレンジナンバー／未来＝生まれた月日から割り出せるそうです。詳しくは、『新版 誕生数秘学の智慧』（はづき虹映＝著　アルマット＝刊）をお読みくださいね！

⑩近くの人
わたしはまず、親やきょうだいの数を知るとよいと思います。その次に、パートナーや恋人、友人、仕事の同僚……というふうに、数字から他者への理解を深めてください

するのがたのしいんだよね。何せ、自分でできるっていうのがいい。

数秘術でも何でも、自分の中に軸をもつこと、「それ」からヒントをもらって、自分でしっかり考えるという態度が大事だよね。それに翻弄(ほんろう)されるようでは、身もふたもない。っていうか、つまらないよね！

どうぞ、数字の秘密にふれて、たのしんで。
自分らしく、が鍵だよ。

☆今日いますぐにできること
◎242ページの「あなたの誕生数は？」で誕生数を割り出して、自分の数字を知り、自分への理解をはじめる

◇近いうちにできること
家族や友だちの誕生数を知って、その人の「本質」を理解しようとつとめる（決めつけないで、ヒントにすることが大切）

♡将来おすすめしたいトライ
数秘術の本を読んでみる

■さらに深めたい人に
『魂の目的　ソウルナビゲーション』（ダン・ミルマン＝著

東川恭子=訳　徳間書店=刊)

『癒しの数字』(はづき虹映=著　ソフトバンククリエイティブ=刊)

『新版　誕生数秘学の智慧』(はづき虹映=著　アルマット=刊)

『宇宙のエネルギーを呼び込む幸運数ブック』(ウィリアム・レーネン=著　伊藤仁彦、磯崎ひとみ=訳　ダイヤモンド社=刊)

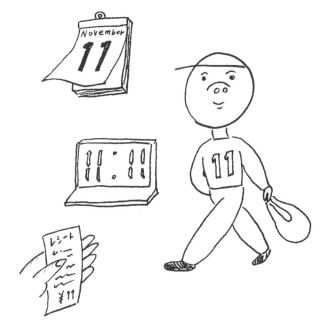

たましいが永遠であることを体感する

前世療法

わたしが、若いころ、ものすごく苦手だったのが
「あやしい系」の話。
ところが一転して、理解できるようになった、
その一番のきっかけになったのが
ブライアン・L・ワイス博士の『前世療法』という本。
そうして、数年後、いよいよ自分も
前世療法を体験する機会がやってきて……。
前世があるとかないとか、そんな議論はともかく、
この療法の臨床例に触れたなら、
「自分」がきっと解放されるはず。
たましいが永遠であったなら……。
信じる／信じないはともかく
一度は読んで損はない、とってもユニークなお話です。

ワイス博士の前世療法

「前世療法」なんて聞いたら、「ぎゃっ、とうとう出たッ！　ド☆スピリチュアルッ！」って思うかもしれないね。実はわたしも、そんなふうに思うひとりだったの。

もともと、いわゆる「自己啓発」とか精神世界系の本とか、すごーく苦手だったから、拒否反応を示す人の気持ちはよくわかるよ。20代の頃は、パワーストーンとかオーラとか、あとは「自分探し」とか聞くと「オエーッ」って思っていた。

ところがね、30歳代になって、ある本を読んで、すっかり変わってしまったの。

それが、ブライアン・L・ワイス博士の『前世療法』という本だったんです。

アメリカの精神科医であるワイス博士が、キャサリンと

①苦手だった
ものすごく拒否反応を示すものって、「引っかかっている」、「反応している」という時点で、実はご縁があるか、何か意味があるんですよね。本当に興味のないものは、きらいにも好きにもならないのだと思います

②ブライアン・L・ワイス博士
アメリカの精神科医。過去生退行催眠療法の第一人者。現在はマイアミ市で個人診察を行うほか、セミナーやワークショップなどを精力的に行っています。『前世療法』『魂の伴侶――ソウルメイト』（ともに山川紘矢、山川亜希子＝訳　PHP文庫）など、多くのベストセラー書を出しています。最新刊は『奇跡が起こる前世療法』（エイミー・E・ワイスとの共著　山川紘矢、山川亜希子＝訳　PHP研究所＝刊）

いう女性を通して、前世療法と出合っていくの。

もともとワイス博士も、最初は、科学的なことしか信じないタイプだったそうだよ。

ところがキャサリンという女性のこころの不調を治療していたら、何をやってもうまくいかず……キャサリンは、いろいろな不調をもっていたのだけれど、中でも窒息に対する恐怖心があって、薬を飲むことすらできない状態だったのね……そうして、やむをえず、催眠療法を行うことになった。

催眠療法を行ったら、キャサリンは、子どものころ友だちにプールで突き落とされて、溺れて息ができなくなったことや、歯医者さんでガスマスクを顔の上にのせられて、びっくりして息がつまったことや、さらには3歳で、お酒に酔った父親から性的いやがらせを受けたことを思い出した。その性的いやがらせを受けたときに、騒がないように口を手で押さえつけられたのだって。

ワイス博士は、「病気の理由がはっきりした」、ここまでのことを思い出したら、症状はよくなるはずって思ったそうだよ。

ところがそうならなかった。

いきづまったワイス博士は、「さらに彼女の潜在意識

の深いところに隠された、精神的な傷があるに違いない」って催眠療法を続けたの。3歳で父親にいたずらをされたときよりももっと小さなときにも、同じような経験があったのではないかと思って。そうしてもう一度退行催眠を行ったの。

「あなたの症状の原因となった時期まで戻ってください」といってね。

ワイス博士は、3歳より前のさらに小さな子どものときに戻ると予測していたよ。

そうしたら！　キャサリンが話し出したことは……、約

③キャサリン
④こころの不調
⑤ここまでのことを思い出したら、症状はよくなるはずだ
「フロリダ州マイアミ・ビーチにあるシナイ山医療センターの精神科部長になって1年ほどたって、私が出逢った患者がキャサリンです。彼女はニューイングランド出身のカトリック教徒の二十代後半の女性で、自分の宗教とはうまくいっていて、宗教観に関しては何も問題は持っていませんでした。しかし、彼女は不安感、恐怖感、強迫観念、うつ病、そして悪夢に悩んでいました。これらの症状は子どもの頃からずっと続いていて、しかも悪化しつつありました。／それから一年以上にわたって、従来の精神療法をいろいろ試みてみましたが、彼女の病状は一向に良くなりませんでした。(中略) むしろ、彼女の経歴からすれば、もっと良くなってよいはずでした。ただ、キャサリンは息がつまるのを極度に恐れていたために、薬を飲むのを一切拒否していました。そのため、私は抗うつ剤や精神安定剤等の薬を使うことができませんでした。その時にはわかりませんでしたが、この薬に対する強い拒否反応が、結局は良い結果をもたらすことになりました。ついに、キャサリンは催眠術を試してみることに同意しました。催眠術によって意識を過去に集中させて、子ども時代の出来事を思い出し、病気の原因となった心の傷や恐怖を探り出そうとしたのです」『前世療法2』(ブライアン・L・ワイス＝著　山川紘矢・山川亜紀子＝訳　PHP文庫)より抜粋

4000年前に自分が体験したことだったの。古代の中近東での人生の話……。
ワイス博士も最初はうたがったよ。でもキャサリンは、幻覚も見なければ、幻聴もなかった。多重人格者でもなく、薬物やアルコールの中毒者でもなかった。だから、彼女が見たものは、一種の夢のようなものだろうと結論を出したの。

ところが、不思議なことが起こったの。

その約4000年前に起こった"原因"を語ってから、キャサリンの症状がみるみるよくなりはじめたのね。そうして、毎週、催眠術によって過去世を思い出すたびに、以前は何をやっても手におえなかった症状が消えていったの。そうして2、3か月たったとき、薬の力を使わずに完全に治ってしまったのだって！

ワイス博士はこのことをきっかけに、精神療法に対して懐疑的ではなくなり、ほかの患者にも応用して、すばら

⑥古代の中近東での人生の話
「そこで彼女は、今とまったく別の顔と肉体、髪の毛と名前を持っていました。その場所の風土、人々の服装、日常生活の細々としたことまで、彼女は詳しく思い出しました。その上、当時の自分の人生に起きた様々な事件も思い出したのです。最後に、大きな津波に襲われて、抱いていた赤ん坊を波にさらわれた上、自分も溺れて死んだことを思い出しました」（前掲書より抜粋）

しい効果をあげていったそうだよ。

わたしが、精神世界のことを「オエー」って思わなくなったのは、この本がきっかけだった。この本を読んで、こういうことってあるだろうなあって思えたし、いつか、前世療法を体験してみたいなあと思うようになったの。

自分も前世療法を行うことに

わたしは今までに、4人の人から、前世療法やそれ的なことを受けたことがある。ひとり目は、このワイス博士に前世療法の方法を習ったOさんだったよ。

Oさんは、ふだんは別の仕事をもっていて、近しい人にだけ、この前世療法を行っていたの。わたしは、ある雨の降る日に、Oさんの家をたずねたよ。

何だってそうだけれど、この手のことをするのは、勇気がいるよね……。

洗脳されたらどうしようとか、頭がおかしくなっちゃう

⑦すばらしい効果をあげていった
『前世療法』を記して以来、4000人以上の患者に過去生退行催眠療法を行い、こころの病気のほか、偏頭痛、ぜんそくといった身体の病気も快復に導いているそう

んじゃないか、とかね。

サギまがいのことをする人だっているだろうしサ、おそろしい宗教なんじゃないかとか、わたしもひと通り疑うほう。ほら、誕生数の最終数が「7」だからね（247ページをご参照ください）。

でもわたしは、Oさんのことをよく知っていたし、当時わたしがつくっていた雑誌で、Oさんがワイス博士のところで勉強した体験のレポートも書いてもらったりしていたから、とにかく信頼して行った。それでもドキドキしたけどね……。

Oさんの家は、とてもリラックスできるすてきなところだったよ。その日はまだ娘さんも学校へ行っていてネ、とびきり静かで、Oさんと少し話したあと、マットの上に横になって、毛布を足にかけてもらったよ。窓の外は、静かに雨が降っていて……。

そうして、さっそく、退行催眠がはじまった。

わたしが問題と感じていることについて話し、さらに、その問題の根源に行きたい、という話をした。Oさんは

⑧体験のレポート
『コンシャス』という雑誌の2号目（現在は休刊）にレポートを書いていただきました

よく理解してくれて、そうして静かに誘導がはじまったよ。

わたしは横になって、目をつぶっている。Oさんの誘いに従って、わたしは、長い長い階段を降りていくよ。そうして最後にドアをあけると、そこが、過去世、ということなんだけれど……。

……。

……。

……。

な、な、何も見えない(笑)！！！！

まあ、緊張していたんだろうね。
階段を降りて行って扉をあけて「自分の足もとを見て」といわれるのだけれど、何も見えないの。

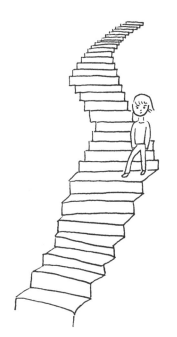

それを3回くらいやったのかな。

「ああ、もう、わたしは疑い深いし、あと、見ること自体がこわいのかもしれない、いや、まだ見る時期ではないのかも。いや、わたしには必要ないってことなのかも」と、あれこれ考えていた、ら!!!!

4回目だったかな、とうとう見ることができたのね。

扉をあけて、Oさんに「足元を見てください」っていわれたら！

そうしたら！　わたし、裸足に、編み上げの靴をはいていたの!!!

すぐに自分が男だってわかった。

Oさん「何歳くらい？」
わたし「28歳（きっぱり）」

なんかね、年齢とか、ふしぎにわかるの。
自分がどういう容姿で、その時代がいつなのかもわかる。

Oさん「目を静かにあげてください。何が見えますか」
わたし「す、すごい……すごくきれいな、低い山々です。緑でいっぱい。すごくきれいな草原も広がっています」
Oさん「そこはどこ？」

わたし「モンゴルか……チベット」
Oさん「年代は?」
わたし「16××年です」

もうネ、すらすらと出てくるんだよ。
確信をもっていってる。
何かね、映画を見ているみたいなの。

そこから、自分が当時抱えていた問題の原因まで飛んでいくの。

前世療法を受けているときは、その人生の28歳のときを思い出したり、すぐに5歳になったり、死ぬ前になったり自在なのね。
で、その人生でのいくつかの体験を見ていった。

当時わたしは、モンゴルかチベットの村のリーダーだった。馬に乗っていてね。すごくイケメンで(笑)。遊牧しながら戦(いくさ)をしているようだった。そうして、そのときの自分の結婚、許されない恋、戦で負けたこと、落馬したときのこと……いろいろなことを思い出していったよ。

戦いで負けたときなんか、もう、ボロボロ……というか、わんわん泣いて、「みんな(仲間)に悪いことをした。本当に、自分がもっとしっかりしていればよかった」といっていたよ。

退行催眠中はね、自分の意識もあるの。目はつぶっているけれど、途中であけられることもわかるし、Oさんが隣にいて、いろいろ指示するのを、退行催眠にかかりながらも「はい、わかりました」とかいって、冷静に聞いている自分もいる。起きながら夢を見ている感じかなあ。

このときの体験は鮮烈だった。

前世で登場した人たちが、現世で誰なのかもはっきりとわかったからね。性別とかは、今世では男でも前世では女だったり、今世の女が前世では男だったり、いろいろ。でも、ぱっとわかるんだよ。

そうして、その人間関係での課題が、今の人生につながっていることもよくわかった。問題の原因が心底よくわかったし、「思い癖」も、人生の課題も理解できた。腑に落ちるっていういいかたがあるけれど、まさにそうだね。おなかの深い深い部分に、すとんと、静かに落ちるっていうイメージ。

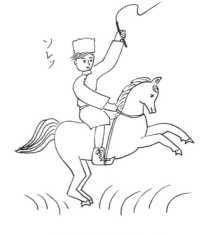

才能はあったが充分発揮できず！
無念のまま死にました

「ああ、そうだったんだ」って。

わたしね、とにかく、前世のことなのにあまりに生々しく思い出しておいおい泣いて、「悪かった」って謝ったりして、その日以降も別の日にもう一度Oさんに退行催眠をやってもらって、4つくらいの人生を見た。アメリカのニューヨークでの人生、ヨーロッパでの人生、などなど。どれも、テーマはとても似ていたよ。

その後、キネシオロジーという方法でも退行催眠を行ったことがある。そのときは、そのチベットかモンゴルの人生の続きみたいなものを見た記憶がある。
あとは、シータヒーリングでは、わたしが見るのではなくて、相手が見てくれる、というものもあったよ。アフリカでの子だくさんの人生、みたいな話をしてくれた。

そうこうするうちに、たまに自分でも、ふとした瞬間に、何か断片的に思い出す、みたいなことも起こったりしたしね。

⑨キネシオロジー
筋肉が精神的なストレスに反応し緩むという特性を利用し、筋肉の反応をテストしながら、問題の原因を探る方法

⑩シータヒーリング
意識を集中して脳をシータ脳波と呼ばれる状態にし、相手の潜在意識にエネルギーを送って心身を癒しへ導くヒーリングの手法

⑪何か断片的に思い出す
専門家の人にリードしてもらって見る退行催眠からすると、本当にごく短いイメージのようなもので、「夢の断片」感はぬぐえないのですが、でも白昼堂々、しかもけっこう「こうだった」とはっきりわかるかたちで、感じることが1度か2度ありました

「たましいの永遠」を知って

1年前くらいに、また縁があって、前世への退行催眠ができる人と知り合って、(それも自分で見るタイプだったんだけれど) 前世療法を体験した。
そのときも、たくさん泣いたよ。

フランスでの人生でね。確か14世紀か15世紀だったと思う。わたしはある貧しい職人の子どもだったけれど、土地の有力者にみそめられて結婚させられるの。すごいお屋敷でね。でもわたしはつらくていつもお屋敷の向かいにあるバラ園へ行っては、自分を取り戻していた。植物の力を借りてサ。

自分には実は別に好きな人がいて、その相手もわたしのことが好きだったの……でも、そのことを夫は知っていて、相手の男性を貶めたんだよね。自分の権力を使って、上手に彼を戦場へと送った。彼は戦場で死んだよ。

わたしはもうがまんができずに、その家を出るの。そうして修道女になった。そこから先の人生はすばらしかったよ。自分の体験をもとに、封建的な制度にがんじがらめになっている女性たちを……高い身分の人も低い身分の人も差別せず、解放していくという仕事をした。一方、世の中ではペストが大流行していてね、たくさんの人が死んだよ。街は死体で溢れていた。

最後、教会で自分が葬られているところも見たよ。「あっちの世界」からわたしを迎えにきてくれるたましいも誰のたましいかがわかった。白い光でわたしを迎えにくるんだよ。そのときのすばらしい気持ちといったら！　自分の意識は肉体を超えて、お葬式に集まった人たちを見ていた。

……とまあ、すごく端折って話すとこんな感じなんだけれど、子ども時代どういう家族構成だったかとか（今の家族構成とはぜんぜん違う！）、どういうものを食べていたとか、どういう服を着ていたとか、みんなわかった。

そういうことをみんな自分で見て（目をつぶりながらだけど）、自分ですらすらと話していた。あいかわらず、意識はあるのに、かなりリアルな夢を見ている感じといったらいいかな。

いや、ね、前世療法といってもだよ、本当に前世があるのかないのか、とかいうことではなくて……ひょっとしたら、自分の潜在意識にある問題を、「前世」として、かつ「物語」として語っているとも考えられるし、夢の一種、みたいなことなのか

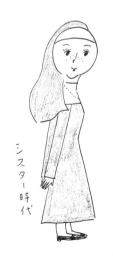

シスター時代

もしれないのだけれど……ただ、何がどうあれ、自分自身はものすごく、すっきりして荷がおろせるような感じが確かにするところがすばらしいと思う。

過去世でのたましいが、現世でのたましいと同じなんだってわかることも、たましいは永遠で、肉体が死んでもわたしたちは死なないんだ、ということへの理解につながる。死への理解が変わるんだよね。

しかも、退行催眠で、「そのフランスでの人生で学んだことから、今の人生をおくるあなたに伝えたいメッセージは何ですか？」と誘導してくれた人がいったときに、わたしはこう答えたのね。

「自分が好きなように生きなさい」

その夜、家に帰って、ペストが流行したヨーロッパの時代のことを調べてみたよ。そうしたら、「メメント・モリ」（死を想え）ってことばがでてきた。このことば、わたしが高校生のときにつくった小さな劇団の名前なの。

しかも、フランソワ・ラブレーの『ガルガンチュア物語』がその時代のことを描いた本だとわかって、後日入手して、ぱらぱらとページをめくったら、こんなことばを見つけた。

「テレームの住人の生活は、法や、規定や、規則によっ

て支配されるのではなく、彼らの意向や自由意志(フラン・アルビトル)によって営まれた。好きなときに起床して、その気になったときに、食べたり、飲んだり、働いたり、眠ったりしたのである。だれに起こされることもなかったし、食事をしろとか、あれこれしろなどと、だれかに強制されることもなかった。ガルガンチュアが、このように決めたのである。テレーム修道院の規則とは、次の一項目だけなのである。

あなたが望むことをしなさい」

『ガルガンチュア ガルガンチュアとパンタグリュエル1』
(フランソワ・ラブレー=著 宮下志朗=訳 ちくま文庫)より抜粋

「メメント・モリ」がこの時代に盛んに使われたことばだとは、高校生のころはまったく知りもしなかったし(死を想えっていう意味だってことは知っていたけれど)、『ガルガンチュア物語』なんて世界史の授業で名前を知っていたくらいで、実際に読んだことなんてなかったしね。

もちろん、ただの偶然といえば偶然かもしれない。

でもね、わたしがわたしの「物語」を通して、自分を知

⑫『ガルガンチュア物語』
ルネサンス期に人文主義者のフランソワ・ラブレーによって書かれた小説。巨人王・ガルガンチュアを主人公に、笑いと風刺に富んだ空想的物語が展開します

ることによって、今度は、現世での自分の「物語」を超えていくようになった、って思うの。

自分の「物語」を超えるの！

この、自由！！

こうして、いくつかの前世療法を体験して、今の自分がどうなったか、というと、それらの体験と直接結びつけることができるのかどうかはわからないけれどもサ、でも、わたしの人生は、最初Oさんに退行催眠をしてもらったときに比べて、とっても軽くなっている。軽くなって、豊かになって、繁栄をして、たのしくなっている。充実しているし、何より、自分が自分らしくいられるようになった。自分らしくいることで、まわりがしあわせになる、そういう状況がどんどん生まれるようになっている。

過去世の自分が今の自分にいった……「自分が好きなように生きなさい」……じゃないけれど、どんどん、自分が自分の好きなようにやれるようになっている。そうしてもっともっとやっていいんだってわかる。それは、傍若無人に、わがまま放題生きるっていうことじゃないよ。

なんだろうな……。

自分の本来のたましいの姿に気づいて、そこを基軸に生

きる、みたいなイメージかなあ。こうして文字にすると、なんだか陳腐になっちゃうけれどもね。

そうやって生きるようになると、毎日の歩みが「確か」な感じがすごくする。

広がりがあって、ただ自分自身であればいいんだってわかる。
これ以上のたのしいことってある？　って感じ。

もちろん、今の自分が完璧だ！　なんてことじゃないよ。ある意味ぜんぜん完璧じゃない。でも、自分自身でいることに安心できて、たのしいの。自分自身でいることがここちいいって感覚かな。自分の深い部分にある「根本」はきっと完璧なんだなという感覚……。

たましいの「癖」みたいなものを知るのは、自分を解放すると思う。

そうして、ひとつひとつ、さまざまな体験から身につけてしまった着ぐるみを脱いでいっ⑬

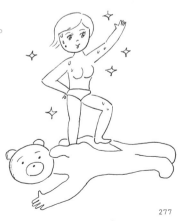

⑬着ぐるみを脱いでいって
着ぐるみ＝思い込み、思い癖、社会通念など

て、どんどんシンプルになっていくのかもしれない。

もちろんね、輪廻転生(りんねてんしょう)しているとして、生まれたときに、たいていの人は前の人生のことをすっかり忘れているわけで、そうなっているということにも意味があると思うのね。「ゼロからスタートしなさい」じゃないけどサ。パソコンでいう初期化される、みたいな感じかなあ。

だから、前世療法をして、過去の原因（「記憶」）に戻って、そこを浄化するっていうのは、ちょっとした、人生のオプションみたいなものだと思う。

特に、原因不明の問題に悩まされていた人にとっては、とてもすばらしいきっかけになるよね。キャサリンみたいにね。

だからといって、「誰もかれもがこれを体験するといいよ」とも、わたしは思わない。もし、自分に必要があったら、きっと、自然に体験することになるのだろうし……（わたしも自然にそのときがきたって感じで、退行催眠ができる人があらわれたよ）。

ただ、前世療法の本を読んでみたり、そういった体験を聞いたりすることは、自分の人生にも何らかのヒントをもたらす可能性は高いよね。

人生一度きりだと思って過ごすのも、たましいは永遠だ

と思って過ごすのも、自分の自由だし、好きなほうを選択すればいいけれど、わたしは、肉体はなくなってもたましいがあるっていう方向のほうが、合っているかな。そのほうが、ロマンがある（笑）。どうせ人生が「物語」に生きているようなものなのだとしたら、人生から逃げるのではなく、人生に四ツに組むという気持ちで、ある意味ファンタジックに人生を捉えたい。

ま、好きなように思ったらいいんだけれど、でも、このたぐいの「不思議さ」ってわたしはきらいじゃないな。

人生の神秘や不思議さって、今の社会通念とか法律とか、そういったものを超えると思うの。逃げ道になってはつまらない。でも、もっと深く、ものごとを捉えることができるようになるなら、人生に積極的にコミットできるなら、それはとても有効なものだといっていいと思うのネ。"キャサリンの症状がなくなったという事実"が示すように——。

今の時代、いやこれからのあたらしい時代に必要なのは、こういう不思議さも受け入れるような意識なのかもしれないなって、勝手に思っているんだけれどもね。

おもしろい時代だよ。
大変な問題は山積みのように見えるかもしれないけれど、おもしろいものもいっぱい登場してきている！　生命の不思議さが、どんどん明らかになっていくんだろうね。

そうして明らかになればなるほど、たましいは自由になっていく！　その先はどうなるんだろう？　わくわくするね。

大事なことは、前世が何だったとか、現実でやらなければならないことをせずに神秘の世界に逃げること、なんかじゃないよ。そんな小さなことにとらわれている暇があったら、現実をしっかり生きているほうが、ぜんぜんいい。

そうじゃなくて、たましいっていうものがひょっとしたら永遠なんじゃないかなと感じたり、その永遠という視点を得てみる、ということが大切なのかな。

自分が最初から愛されている、そういう存在なのだって思い出すこと、とかね。

そうして見えてくる世界っていうのは、格別なものがある。

どう格別か。

愛という存在にもっと気づくようになる。

許せるようになるの。
何を？　自分をだよ。

たくさんの人が自分を愛したり、許したりする時代になったって思っている。

本当の意味で自分を愛したり許したりすることは、ほかの人や、自然を愛することに必ずつながっているからね……。今こそ自然破壊の根本の原因である、ひとりひとりの人間があたらしくなっていかないと……だってそうしないと、本当に地球が破滅しそうだからね……。

どうぞ、今よりも、自分自身そのものでいることの安心で確かな感覚を、得てみてね。
本来のたましいに戻るって、そういうことみたいだから……。

自分であることから自由になって
そうして自分自身であることを、どうぞどうぞ、
存分にたのしんでね。

☆今日いますぐにできること
前世療法関連の本を読んでみる

◇近いうちにできること
自分でできる前世療法（ワイス博士のCDなど）を試してみる

♡将来おすすめしたいトライ
退行催眠療法を受けてみる

■さらに深めたい人に
『前世療法』(ブライアン・L・ワイス=著　山川紘矢、山川亜希子=訳　PHP文庫)

『魂の伴侶――ソウルメイト』(ブライアン・L・ワイス=著　山川紘矢、山川亜希子=訳　PHP文庫)

『死ぬ瞬間』(エリザベス・キューブラー・ロス=著　鈴木晶=訳　中公文庫)

『前世を覚えている子どもたち』(トム・シュローダー=著　大野百合子=訳　ヴォイス=刊)

『ママのおなかをえらんできたよ。』(池川明=著　リヨン社=刊)

『アウト・オン・ア・リム』(シャーリー・マクレーン=著　山川紘矢、山川亜希子=訳　角川文庫)

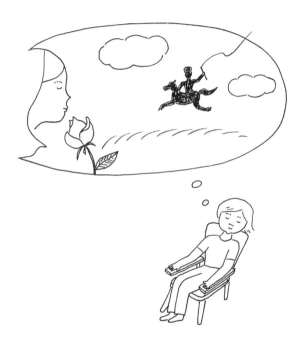

4
達人たちにまた会ってきた

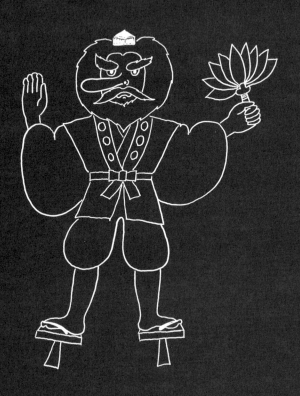

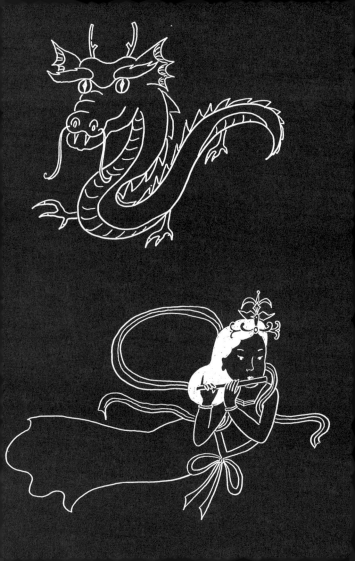

冷えとり健康法で育った青年
蜂屋佑樹さん

「冷えとり」をして育った子どもが
大人になって、元気に活躍しています。
病院に行ったことがない、薬に頼らない、
何でも半身浴をして、自分で立ち直る……。
そんな噂を聞いて、
生まれた直後から冷えとりで育ち、
冷えとりをわかりやすくウェブなどで
紹介している、蜂屋君にお会いしてきました。

【はちや・ゆうき】
1989年生まれ。東北大学法学部卒。幼少期から、冷えとり健康法で育てられた経験を持つ。現在（2017年）は、東京にてIT関連企業に勤務。
www.hacchism.com

服部（以下み） 蜂屋君は、生まれたときから「冷えとり」で育ったそうですね。

蜂屋さん（以下蜂） はい。生まれて間もないころからぜん息とアトピーがすごかったんです。でも母は、薬を使うのがとにかくいやだったみたいで、それに代わるものはないかといろいろ探していくうちに、冷えとりに出合ったそうです。

み おかあさまはどうやって冷えとりに出合ったのかしら？

蜂 いろいろな本を読んだりしたんだと思います。あと地元の宮城県で熱心に冷えとりをされている方がいたそうで、その人からもいろいろなことを教わったみたいです。

み そういう方が身近にいるといいですよね。具体的な情報がもらえますし。何歳ぐらいにアトピーの症状などはよくなったのですか。

蜂 4〜5歳で大体よくなりました。

み そうですか。おかあさんが、あかちゃんの蜂屋君にどんなことをしていたか、聞いていますか？　まずは半身浴？

蜂 一緒にお風呂に入って半身浴をさせてくれたり、あとは、靴下とズボン下（レギンス）をはかせてくれていました。

み 何枚くらい、靴下をはいてたの？

蜂 靴下、10枚は、はいていたそうです。

み 大人用？

蜂 いえ、子ども用だったと思います。

み　そうですか。あかちゃんの時期は、わたしのまわりでは大人用をはかせてる人も多いです。丈が長いからももまでカバーできるとかいって。やはり、下半身はあたためて、上半身は薄着だったのですか？

蜂　はい。子どものころは基本に忠実にやってました。

み　自分でやっていたことは、覚えているもの？

蜂　幼稚園ぐらいから覚えてますね。

み　今、裸足であそばせる幼稚園も多いみたいですよね。蜂屋君の幼稚園はどうでしたか？

蜂　そういうことがあっても、靴下ははいてました。ただ、家では10枚だけど、幼稚園では半分くらいにしてました。

み　寝るときは？

蜂　寝るときこそ10枚はいて、湯たんぽもしてましたね。

み　アトピーはかゆくてしかたなかったでしょう。どんどん掻いていたのかな？

蜂　はい。どんどん掻いたし、ぜん息もせきが出るままにして、ほったらかしでした。出るものは出す感じです。

み　そっかー！　本当に出していたんですね。ぜん息の子どもがゲホゲホするのを見てるとつらいし、おかあさんは早くよくしたいと焦ると思うのね。だから、蜂屋君のおかあさんはそれに耐えて、本当にすごいと思います。

蜂　そうですね。ぶれないというか、肝がすわってい

たと思います。
み おかあさんも一緒に冷えとりをしていたのですか？
蜂 そうですね。僕と一緒にはじめたんです。
み そうなの……。では、小学校に入るまでで大きな毒出しは、すべて終わっていたという感じ？
蜂 はい。大きなものは終わってました。
み でも、小学校に入ってからも靴下は重ねばきしていたのですよね？
蜂 はい。でも、友だちとサッカーをするときなんかは、たくさん靴下をはいてるとボールが蹴りにくくて、大変なこともありました。みんなと違うかっこうというのも気になったし。だから、冷えとりをしていることはいつも隠してたんです。

み ふむふむ。
蜂 友だちにいってもわからないと思ったし、小学生でまだうまく説明もできなかったし。だから、体育の授業で着替えるときも、僕はズボン下を何枚もはいてる①から、隠しながら着替えてました。やっぱり恥ずかしかったので。
み 人にいわないように隠していたという話を聞くと、子どもの冷えとりの難しさを感じますね。
蜂 はい。小中学生のころは多感だし、難しいと思います。僕がなぜインターネットで冷えとりのことを発信しようと思ったかというと、そういう子ども時代の気持ちとも関係していて。育てられた側からの意見もあるほうがフェアかな

①まわりの子どもたちが半ズボンをはいている中、蜂屋君は長ズボン＋ズボン下3枚をはいていたそう

と思って。冷えとりで育てた側は、冷えとりがいいと思っているから、「冷えとりのよさを伝えたい」という一心で発信している人が多いと思うんですけど、育てられた側としては、ぜん息やアトピーが改善したとか、すごくうれしいこともあるけど、服装のことなどでは、やっぱり恥ずかしい思いもしたりして、決していい面ばかりではない。そういうことを伝えるのも意味があるんじゃないかと思ったんです。

み すごくいいと思います！ これから子育てなさる方は、蜂屋君のホームページを見て、両方の意見を知ることができるわけだし。とても参考になると思います。高校生のときはどの程度冷えとりをやっていたのですか？

蜂 中学生まではしっかりやっていて、高校生のころには、ガチガチの冷えとりから、ゆるい感じにシフトしていったんです。母もそうで、それに特別な意味はなかったんですけど、ずっとやってきたからこそ、「何かあったときには冷えとりがある」とわかっているので、そうしたのかなと思います。ガチガチでやり続けて、逆にまわりの社会と距離ができてしまうより、ゆるくやって合わせられる

②シュタイナー教育では、おもちゃも木などを使った自然のものをすすめていますが、おじいちゃんやおばあちゃんは、孫にキラキラのプラスチックのかわいいキャラクターものとかを買ってあげてしまう、ということも。でも、そこで親が自分のやりかたを貫いておじいちゃん、おばあちゃんと衝突したり、まわりと壁をつくったりするより、みんなが仲よくするほうが、子どもにとって、こころの栄養になる、といわれています

ほうがいいと思いはじめたんです。

み そう……。シュタイナー教育を実践している人と似た考えかたかも。子どもは、親がまわりの大人と仲が悪いのによく気づくし、傷つくんですよね。冷えとりもそうかもしれないよね。周囲と調和的に続けることも大切ですよね。

蜂 そうですね。

病院に行ったのは
人生で一度だけ

み 今でも調子が悪くなったら、すぐに冷えとりする？

蜂 しますね。すぐ、半身浴します。

み 「あー、熱っぽい、風邪ひいたかも」というときは半身浴どれくらいするの？

蜂 だいたい、夜12時くらいにお風呂に入って、朝までとか。そこで寝ます。

み やっぱり!! 長年冷えとりを続けている方の中には、調子悪いときは、布団で寝ないでお風呂で寝てそのまま出勤する人もいるっていいますよね。わたしも5〜6時間までは入るんですけど、お風呂で寝て朝を迎えるというのがまだできないんです。

蜂 いいですよ。至福ですよ。

み 病院はぜんぜん行ったことがないとか？

蜂 一度だけですね。高校生のとき、部活で腱まで切れてしまうというひどい手の骨折をして、手術をしな

いと指が動かなくなるかもといわれて。先生たちがすごく心配していたので、とりあえず病院に行きました。でも、本当は、ケガをしたときにまわりに誰もいなかったら、行かずに自分で治したと思います。③

み 学校といえば、予防接種もありますが、受けてましたか？

蜂 受けてません。拒否してました。

み まわりから何かいわれませんでしたか？

蜂 そんなこともなかったです。予防接種以外でも、給食の牛乳を飲まないとか、まわりと違うことが多かったから、それ自体を自分でけっこうネタにしてました。変わってるんだということを、逆にウリにしてたような

なところがあって。そうすれば、いじめられないと思ってましたね。

み 子どもってけっこう自分で考えるのよね！　わたしはあまりテレビを見せてもらえなかったから、新聞のテレビ欄を覚えていって友だちと話を合わせたりしてた（笑）。

蜂 子どもってけっこう工夫するものなんですよね（笑）。

毒出しはこころの問題

み 骨折以外で大きな毒出しはありましたか？

蜂 病気などはあまりないんですけど、ケガは多くて、頭を切ったり、耳を切ったりしてました。

み ケガも毒出しですもの

③実際蜂屋君の弟さんが2歳で足首を骨折したときは、お母さんと弟さんは毎日6時間お風呂で半身浴をして、快復したのだそうです

ね。でもケガも毒出しだとわかっているのとわかっていないのとでは、ぜんぜん気持ちが違いますよね。だって、足をケガしたりするのも「そのときに必然なこと」だっていうじゃない？

蜂 全部そうですよね。毒出しはこころの問題というか。

み こころの問題？

蜂 はい。たとえば、病気やケガじゃなくても、ふだんの生活で身のまわりにいやなことが起こったりすると、僕はそれも毒出しだと思えるようになったんです。それが起こったことで、自分を振り返ったり、そこでまた考えを修正していけるので。

み わかります。全部毒出しって考えると、ものの見かたが自由になる。と、そんなこといいつつも……、からだのほうの話ですが、わたし、この夏けっこう重い毒出しの症状が出て、それがつらすぎて、症状がなくなればいいのにと思ってしまった。焦ったんですよね。そうしたら冷えとりを教えてくれた整体の先生が、「その考えかたはどうかと思う。からだはけなげにも出そうとしているのに。嘘でもいいから『毒出しだ、ヤッターッ！』といってみたら？」といわれて、ハッと気づいたんです。すっかり初心を忘れてたな、と。それから、とてもしんどかったんですけど、「毒出しだ、ヤッターッ！」と小声でしたが（苦笑）、いう

ようにして、冷えとりをたんたんと続けたんです。そもそも、そうなる前の自分の考えかたもまちがっていたという、いわゆる「こころの冷え」にも気づくことができて。そうしたら症状が一気に軽くなっていったんです。

蜂（ある頃から）こころのもちようというか、むしろこころをどうもっていくかが、僕は一番大切だと思うようになったんです。いくらきっちり冷えとりをやっていても、毒出しがあったとき、それをこころがどう捉えるかで、いい方向にいくか、そうでないか変わる気がするんです。

み　そうなのよね。いきつく先は、「こころの冷えとり」ですよね。毒出しを正しく活かせる方向にいくと、からだも整ってくる。そのことに冷えとりは気づかせてくれるというのが本当にすごいと思う。ご家族の話に戻りますけど、蜂屋君のおとうさんは、冷えとりに対して何もおっしゃっていなかったのですか？

蜂　何もいわず一緒にやってましたね。

み　あら、いいですね！

蜂　はい。父は、若いころにものすごい量のたばこを吸っていて、暴飲暴食をしてきたんです。だから、母を通して冷えとりを知って、今となっては「おかあさんがいなかったら死んでたかも」と、感謝しているみたいですね。

み　そうですか。でも、おじいちゃんとおばあちゃん

④からだはコントロールしようとしなければ優秀、って本当だなと思います。見かたや考えかた、いってみたら生きかたを変えると、からだも変わるんですね

と一緒に暮らしはじめたときは、軋轢（あつれき）もあったの？

蜂 はい。小学校に上がったときに、父方の祖父母と暮らしはじめたんですけど、最初は「なんじゃこりゃ」と（笑）。

み おとうさん側ということは、おかあさんにとって舅と姑だよね。それはおかあさんにとって、やや難易度高いですよね。

蜂 そうだったと思います。たとえば、僕らは、食事が朝と昼か、昼と夜の1日2食が多かったんですけど、おじいちゃん、おばあちゃんの世代だと、3食きちんと食べるのがよいと信じているから、1食抜くたびに「ちゃんと食べなさい」と怒られて。ついでに「なぜ靴下をそんなにはくんだ」とか、「なぜ風呂が長いんだ」とかいわれてました。

み それはまあ、当然、おじいちゃん、おばあちゃんにとっては疑問だらけですよね。

蜂 すべてがおかしいと思ったみたいですよ。でも、そのうち見慣れてきたのか、祖父母もやってみることになりました。

み それはすごい！　何かきっかけがあったの？

蜂 明確なきっかけはたぶんなくて、祖父母に批判されてもしぶとく、たんたんとやっていた僕たちが、本当に健康だということに気づいたからだと思います。今ではおじいちゃんが一番長くお風呂に入ってるくらい（笑）。

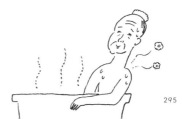

毒出しで
歯も生えてくる!?

み 話は変わりますが、実は3日前から、わたし、歯がものすごく痛いんです。進藤義晴先生のある講演録には、冷えとりをすると、歯の詰めものや髪染めの染料とか、人工的なものがどんどんとれやすくなると書いてあって。実際、歯の詰めものもとれてしまって、そのままにしていたら痛みはじめて……。なんとか冷えとりでよくならないかと、歯医者さんへ行かないで冷えとりをがんばっているのですが……。

蜂 僕なら行かないですね、歯医者。まあ虫歯になったことないんですけど。

み ひえー、虫歯知らず‼ でも、虫歯ができたらどうしますか?

蜂 半身浴をします。

み そうだよね。わたしも半身浴をもっと増やそう。だって虫歯になるのも絶対意味があるんだし。だから、虫歯に侵食されて歯がなくなるなら、もうそれもいいのかもと思っていて。

蜂 冷えとりしてたら、それもありですよ。ハゲていた人の髪が生えてきたという話もあるし、歯も生えてくるかも。

み (笑)人間も自然の一部だから、植物のように失った機能が戻ることがあってもおかしくないんだよね。とはいえ、病院に行くことを絶対反対しているわけではなくて、心配でしかたがなかったり、冷えと

⑤卵巣の大部分を取ったあとに、冷えとりを続けて、50代で生理が再開した人の話も聞いたことがあります

りに猜疑心がある人は、クヨクヨしないで病院に行けばいいとも思うんです。安心するほうを取るというか……。

蜂 そうですね。祖父母も（病院へ）行ってます。やっぱり病院ありきで育った人たちだから。僕もそうしたバランス感覚は大切だと思います。何があっても病院に行くな、薬を飲むなというのは、逆におかしい。変に心配するくらいだったら病院に行ったほうが、ストレスがないし、安心できると思うので。

み そうですよね。でも、からだは本当によくできているんですよね。足をケガしたりするのは、食べすぎのおしらせ。なぜなら、食べものは本来、山や海に歩いて取りにいかないと手に入らないものでしょう？ だから、取りに行けないように歩けなくさせていると聞いたことがあります。

蜂 へえーっ、なるほど。

み だから、今のわたしの虫歯は、食べものを控えなさいという信号で、それでからだがバランスを取るようにきっと教えてくれているんですよね。

自分で体験を
積み重ねていくのが大事

蜂 そうやって気づけるかどうかが大事ですよね。それで人生も変わる気がする。

み 気づくためにはどうしたらいいと思いますか？ というのも、冷えとりについて、自分の頭でよく考えた

らわかるようなことを何度も何度も質問する方がいて。冷えとりの本をよく読めば書いてあるはずなのに……。あれこれいわずに、ただもう実践するのみ、とも思うのですが。

蜂 たぶん、表面的というか、形式的なことに捉われているんだと思うんです。型に合てはめるだけなら、自分で考えなくていいから、それが一番楽なんだと思います。でも、究極のところ、自分でやってみないと何も理解できないものだと思う。本当は、どこにどんな湿疹が出ても、毒出しは毒出しだし、場所や症状は、あまり関係ないような気がします。

み 本当に。人のからだは一人ひとりみんな違うし。いろいろ質問ばかり多い人は、その回答が手すりみたいなものなのかも。すでに冷えとりというすごく頑丈で安心の階段を上っているのに、身近な手すりにいちいち寄りかかっていかないと不安なのかもしれないですね。
⑥

蜂 それはあるかもしれませんね。

み 蜂屋君は、今はゆるく冷えとりを続けていて、今日も半ズボンだし、靴下もふつうのを1枚はいてるだ

⑥現代って何もかもがそうなってきている気がします。できるだけ失敗を避けたい、そんな人生。ローリスクローリターン。冷えとりをめぐる現状もひとつの縮図というか。そういう背景もあって、冷えとりは理解が難しいと思われることがあるのかもしれません

けだけれど、ふだんはどの程度生活に取り入れてるんですか。

蜂 今、僕はノマド的に友だちや知り合いの家を転々としてるんですけど、家の中では靴下を重ねばきして、お風呂は入れるときに、2時間とか、たくさん入る程度なんです。

食品の品質表示ラベルを見るのが癖

み 食事はどうしてるの？
蜂 はい。食品の品質表示のラベルを見るのはもう癖ですね。小さいころからスーパーで母の買い物につき合っていて、この添加物は危ないとか、いろいろ教えてもらったので。ただ、どうしても子どもは食べたがるから、ときどきガス抜きみたいにお菓子を食べさせてくれたりもしました。でも、そのせいで具合が悪くなることもあって、身をもってわからせるというか。
み たくみな方法ですよね。冷えとりの本にも少しの毒は必要だと書いてありますし。わたしは実家を出て一人暮らしをはじめてから暴走しちゃって、すっごくからだも壊してしまった。でも、それが冷えとりを思い出すきっかけになったんですよね。
蜂 それは本当によかった。食事は自分の中にルールがあって、小さいときから、お肉は基本的に食べません。自分で買うときは、商品の品質表示ラベルを見て、添加物のなるべく少ないもの

を買う。でも、外食もしますよ。

み わたしも自然にお肉を食べたくなくなったんですけど……。たとえば、友だちの家で、「どうぞー、召しあがって」と肉料理が出てきたときは、どうしてますか?

蜂 そういうときも、僕はお肉だけは遠慮しています。それ以外は合わせます。お酒もふつうに飲みます。動物性のもの、糖分、お菓子はあまり食べないけど、我慢しているわけではなくて、子どものころからあまり食べてないからか、ほしくないんですよね。なので、基本的には大豆製品が多くて、自分が決めた範囲でゆるく選んで食べるという感じです。

み 成熟してますね。それでいて自由というか。

蜂 ありがとうございます。でも、食べものについては、進藤義晴さんや娘さんの幸恵さんも、本に書いていますけど、わりとふつうに何でも食べていらっしゃいますよね。

み ほかの健康法みたいに、厳しくはないですよね。

蜂 ただ、それはずっと冷えとりをやってきたからこそできる「ゆるさ」ですね。いいかげんにやってる

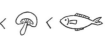

⑦4本足（家畜）より2本足（鳥類）、2本足より1本足（キノコ類）、1本足より足なし（海のもの）

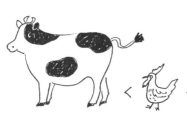

わけじゃなくて。

み ダンスやバレエで基礎が固まったからこそ、自由に踊れるというのに似てますよね。それにしても、蜂屋君を見ていると、小さいときから冷えとりをしていると、こんなにいい感じに成長するんだ、と思います。最後に、冷えとりの大先輩としてメッセージはありますか？

蜂 基本的に無理せず、自分の感覚を信じて、できる範囲でやってみてほしいです。いったん自分で何か変化した感じをつかめたら、一度やめたとしても、また必要なときに戻ってこられると思います。

み それ、わたしだ（笑）。

蜂 いや、それでいいと思うんです。やっぱり主体的にやっていく中で、自分で体験を重ねることが大事だと思います。

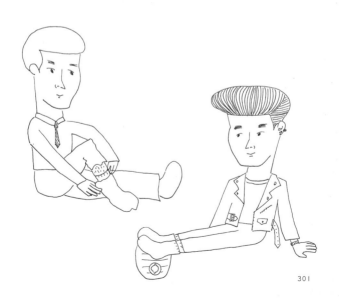

『排経美人のすすめ』著者・
ピールアートアーティスト

才田春光さん

排尿、排便とならぶ「排経＝排・月経血」
という考え方を広めている才田春光さん。
布ナプキンが、いかにここちいいか、便利で、
からだにもこころにも、環境にもいいか。
なんとなく頭では知っていたけれど、
完全に布ナプにしよう！と決意できたのは、
春光さんのおかげです。
自分のからだと向き合って、大切にする、
「わたし」を頼りにする生き方のお話です。

【さいだ・しゅんこう】
ピール（果皮）を主な素材とする創造芸術を開拓。ピールアートの創始者。石川県能登半島生まれ、金沢市在住。2001年、家庭画報大賞にて優秀賞・帝国ホテル賞を受賞。他受賞多数。特許取得。NHK「趣味の園芸」「課外授業ようこそ先輩」などに出演。2005年、愛・地球博にてピールアート教室開催。2007年、金沢21世紀美術館で展示とワークショップを開催。「環境・創造・生命・自然・愛・絆」などをテーマにした講座を学校や各種団体で行う。ピールアートの他にも、「女性のココロとカラダを考える講座」を各地で展開中。春光塾in金沢「新たな自分への旅48時間」を春と秋に開催。著書に『ピールアート〜才田春光の世界』『排経美人のすすめ』がある。
ホームページ　www.peelart.com
ブログ　ameblo.jp/shunkosaida
排経美人＆スナフについて　profile.ameba.jp/shunkosaida

才田さん（以下才）「女の人は子宮でものを考える」って言葉を聞いたことはないですか。

服部（以下み） はい、あります！

才 わたし、それを聞いたとき、「いやだな」って思ったのよ。女性を蔑視しているんじゃないかと思って。教育の場で男女同権とか平等とかいわれてきたから、10代のときは同じように扱われたいと、強く思っていました。でもそれは間違いだってわかったときに楽になったんです。

み 実際、ちがいますものね……。

才 わたしのセミナーでもよくいうんですけど、男性の役割と女性の役割は全然ちがうんです。女性の役割で一番大事なのは子宮をどれだけきれいに保つかです。どこの大学に行くとか、何の仕事をするとかは、この土台……子宮という存在の上に乗っかっていることなの。建物だって土台がちゃんとしていなかったら、マグニチュード3くらいでも倒れるかもしれないですよね。

み 確かに！

才 同じように土台をきちんとしてる女性がおのずと輝くんです。化粧なんていうのは二の次三の次。表面をどんなに飾ったって、いずれボロが出るからね。

み 本当に。からだの中の状況は、いつかは外側に現れるものですよね。こころの状態も含めて。

才 みんな自分自身を人生

の中心に据えて生きたいと思っていますよね。それができれば自分の人生をどんなふうにも演出できるわけ。じゃあ、その創造性はどこから生まれるかといったら、女性の場合は子宮からです。いのちが宿るってものすごくクリエイティブなことじゃない？

み はい。

才 女性はそういう場所を持った存在なんです。

み では、子宮と月経にどう向き合うかについて、お話をぜひうかがいたいと思うんですが。春光さんは月経血のコントロールを「排経(はいけい)」と呼んで、それを広める活動を行っていらっしゃいますよね。

才 はい。排経というのは、排尿、排便と同じ、「排・月経血」の意味です。わたしはトイレで月経血を出しています。尿も便も、ちゃんとトイレで出しているのに、どうして月経血だけが垂れ流しなのか、ちょっと疑問だと思いませんか？ おばあちゃんの、さらに前の時代には今のような生理用品ってなかったんですよ。

み 昔の女性は、トイレで出すことができていたということを知ったときは、びっくりしたけれど、確かにそれもそうだよねって思いました。もうひとつ、わたしが春光さんからお聞きしてなによりショックだったのが、経皮吸収の話です（本書123ページ）。経皮吸収は、あまり聞き慣れない言葉ですが……。

才 わたしたちが外部から

何を取り入れているのか、ということを考えると、まずは空気を吸っていますよね。その次は飲食物を飲んだり食べたり。そして、あまり知られていませんが、皮膚からも吸収しているんです。その吸収率が①、性器のあたりはなんと、腕の内側を1とするとその42倍。じゃあ、吸収率の高い場所に何をあてているのか、という話になってきますね。

み 紙ナプキンからも、何かが吸収される可能性があるということでしょうか？

才 そうね。現在の市販の紙ナプキンは、ほとんどが石油系の素材で、デオドラント剤などの化学物質が使われています。それらがからだに与える影響は、まだはっきりと確認されていませんが、もしからだにとって有害な物質が経皮吸収されたら、どこに溜まりやすいかというと、女性の場合は子宮と乳房。男性の場合は前立腺。それから男女ともに脳……という説があります。

み なぜ、そんな危険があるんですか？

才 口から有害物質を取り込んだ場合、肝臓で解毒するというシステムがありますが、皮膚から吸収された場合はすぐには肝臓を通らないんです。そのリスクも問題ですが、もうひとつ問題があります。生理用品をあてているということで筋肉を使わなくなることです。

み 最近話題となっている、骨盤底筋の衰えですね。尿もれの問題もよく耳にしま

①123ページ参照

才　便利なものがあると、それに頼って自分の能力と引き換えにしてしまうんですよ。自分に頼らず、ものに頼って、そういうことを代々続けていると、そのうちに膣を締めるという機能はなくなるでしょうね。とても残念なことです。

み　おばあちゃんも、おかあさんもその機能を使っていなければ、孫の代には伝わらないでしょうね。

才　だからわたしは、市販のナプキンというものに疑問を持っているんです。でも、ほとんどの人たちが、そんなふうには思っていない。なぜかというと、小学校の教育の一貫として扱われているからです。ほら、小学生のとき、ひみつの授業を受けたことない？

み　あります！　小学校5年生くらいに、女子だけ集められて生理についての授業がありました。

才　そこで何か、もらわなかった？

み　紙ナプキンをもらいました。

才　学校でもらったものなら、疑いもしませんよね。そうしたら、初潮が来たら使うのがあたりまえ、となるでしょう。テレビコマーシャルにもたくさん流れますしね。

吸血鬼との別れ方

み　春光さんは、紙ナプキン＝ドラキュラ説を唱えていらっしゃいますよね（128ページ参照）。

才 バンパイア、吸血鬼。どういっても血を吸う怪物よね。ナプキンって経血を含むようにできているでしょ。まさに吸血鬼だと思わない？ でも、「あなたがいないとわたしは生きていけない」って思わされているの。

み 思わされていますね。

才 そんな吸血鬼と手を切る方法をわたしが教えているんです。でも、やっぱり市販のナプキンがあるおかげで、夜も安心して眠れたりしたわけで、確かに役に立った面もあるのね。だから今日から「あんたは悪いやつだからさよならするわ！」なんて、乱暴な別れ方をしてはいけない。わたしのやり方は、今お使いの紙ナプキンの上に、自分のからだに負荷をかけない布を敷いてみましょう、というところからはじめます。

み それが、春光さんが開発された「スナフ（素直布）」ですね。スナフは、お世辞抜きで本当によかったです。ガーゼのようにとても風通しのよい布だから蒸れないし、重ねる回数によって大きさや厚さを調整できるのもいい。

才 何回も洗って使えるしね。スナフはガーゼマスクと同じような素材だから、こんなふうに口にあてても、全然平気。顔のお口と同じように安全で通気性のいいものを選んであげるといいですね。

み ちょっと下品ないい方かもしれないですけれど「膣」も「下の口」なんて

いいますしね。まさに"口"なんだと思います。しかもそんな大事なところにあかちゃんのときには紙おむつを使って、小5〜中1ぐらいから市販の紙ナプキンを使いはじめますよね。大人になってからは、尿もれパッドも使うかもしれない。そうして、高齢者になったらまたおむつをする……そう考えると、おそろしいですよね。

才 そう。「あてもの人生」。「おりものシート」を使う人もいますよね。早い人だと20代から軽い尿もれ症状を抱える方も②います。そういうふうにならないためにも、筋力を落とさないようにするんです。言葉は悪いですけど、ナプキンというものに頼りっぱなしの人は、24時間膣が開いてるということですよね。それはやっぱり戸締まりしたほうがいいんじゃないかな。

み キュッと(笑)。今、口が開いてる人も多いですものね。みんな上も下もだらしなく、しまりが悪くなってるのかも。

才 そう。だから安全なもので戸締まりしたらいいと思いますね。

布ナプキンのコツ

み わたしは布ナプキンを使いはじめてかれこれ何年も経つんですけど、最初は紙ナプキンと併用して、紙ナプキンの上に布ナプキンを置いたりしていました。でも、春光さんのお話を聞いて、今はもう完全に布ナ

②5cc用の尿もれパッドからはじまって、どんどん容量が大きいものになって、最後はおむつにいきます

プキンだけで生理期間を終えられるようになりました。トイレとかお風呂で、自分で月経血を出せるようになったんです。<u>③</u>

才 そうなの。スナフのユーザーの方がよくおっしゃるんだけど、これを使っていると、わざわざ排経しようと思わなくても、スイッチが入るんです。なぜかというと、スナフは使い捨てするものじゃないですよね。ショーツ感覚だから、汚したくないじゃないですか。自分で洗うものですからね。だからまず、そのスイッチが入る。そうしたらおもしろいことが起きるんです。たとえば血がダラダラダラと膣をつたって降りてくると、出口のところが一番敏感に感じます。

ほら、ヌルッとくるのを感じたことはないですか？

み あります！

才 汚したくないと思っているなら、ここにヌルッときたときにキュッと膣を締めてください。そしてもしトイレに行けるならトイレへ、間にあわなかった分は布ナプキンに。個人差はありますが、最初から80パーセントくらいの経血を、トイレで出せる人もいます。だんだんコントロールできるのがおもしろくなってくるのよ。それも2日目がおもしろい。

み あはは（笑）。量が多いから、月経血コントロールを実感できるんですね。

才 うまくいくと「やったー！」って思うわよ。そして一番怖いのは寝ている

---

③普段はあまり出なくて、出せる場所に来るとちゃんと出せるような自分に少しずつなってきました

ときだと思いますが、この場合も戸締まりして寝ればいいんです（笑）。

み へ〜っ！

才 意識をするのね。グーッて力を入れるんじゃないですよ。イメージしてみてください。お水を口に含んだまま下を向いて、お水が漏れ出ないようにするとしたら、唇にグーッと力を入れますか？

み 唇を閉じているだけですね。

才 唇のすぐ内側の粘膜は天然ファスナーなんです。膣も同じで、中は粘膜なの。そことそこが触れ合うという気づきがあるだけでいいんです。それを使おうとしないから使えないだけなんですね。さあ、夜戸締まりして寝て、一番大事なのは起きるときなのよ。ここでキュウと膣を締めたまま立ち上がること。そうでないと、ドローッと月経血を押し出すことになります。そこのところをわかってくるとすごくおもしろくなってくるのね。

み おしっこ同じまではいかないけど、ちょっと似たような感じで月経血を出せるようになりました。ジャッて出る感じです。

才 そしたらだんだん欲が出てきて、あと1ccでも多めに出したいと思うのね（笑）。

み わかります（笑）

才 本当にそうなのよ。だってたくさん出せば次まで時間が稼げるから。そのための裏技があって、振るい落とすんです。

み ギュッと出し切る。

才 出して2、3秒トイレに座ってて、もう一回キュウとしめる。そうしてからゆるめる——というのを2〜3回すると、残った経血が少し出ます。それはちょっとうれしい（笑）。こうやって自分のからだと会話ができるようになるのね。

月経血＝汚物？

み いいですね〜。そういえば、月経血はお花にあげるといいというお話をうかがったことがあるんですが。

才 その通りなの。じつはわたしの友だちが実験しました。ベランダのプランターで野菜を植えて、片方は化成肥料を与えて育てて、もう一方は自分の月経血を洗った水だけあげて育てていたんです。ある程度成長したときにわたしに見せてくれました。「春光さん。こっちは実はわたしが育ててるの」って（笑）。

み （笑）

才 月経血で育てたほうが、よく成長しているの。だって、考えてみて。江戸時代ってトイレのものを全部肥料として使っていたんで

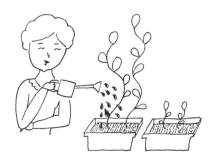

すよ。自分から出たもので育った作物を食べる。なんてすばらしい循環でしょう。ぜひ捨てないでください。土がない場合は、植え込みや公園に持って行ってちょっとかけるとか（笑）。

み よく育ってるな〜みたいな（笑）。

才 だってうれしくない？ 自分のからだを通って出たものをまた地球に還元できるってすばらしいと思うの。それなのに"汚物"なんていわれて、サニタリーボックスかなにかに入れて、自分のわからないうちに、どこかへ処理されてしまうなんて、かわいそうだと思いますよね。

み わたしもあのサニタリーボックスが苦手で……布ナプキンを使うようになって、あれのお世話にならなくてもよくなったことも、ストレスからの解放でした。

才 だから、わたしの希望はね。女子トイレのサニタリーボックスはなしにして、小さな手洗い場をつけてほしいんです。

み ああ！ いいですね。たしかに、交換した後の布ナプキンを洗わずに持ち歩くのは、少し抵抗がある人もいるかもしれませんものね。ちなみにわたしはジッパー付きのビニール袋に入れてさらに巾着袋に入れて持ち帰っています。だって花も育てる月経血は"汚物"なんかじゃないわけだから。

才 それでも、やっぱりちょっと洗ったものを持ち

帰りたいという方もいますよね。で、どうするかというと、水の入ったペットボトルを個室に持って入るわけ。そこで水をかけてサッと経血を流してください。水の音がしたってなにも変じゃないし。ギュッと絞ってビニール袋かなにかに入れたら、そのまま持ち帰るよりちょっと気持ちいいじゃないですか。

み すぐ洗ったほうが落ちますものね。

才 それとスナフユーザーの方がいっていたんだけど、今日使ったものを、ただのお水でもいいし、セスキ炭酸ソーダとか、重曹を混ぜた水でもいいので、浸けて④置いておくんですって。そしたらもみ洗いしなくても、目が粗いので繊維から経血が自然にはがれて下に落ちますよって。やっぱりメンテナンスが楽じゃないとね。

布ナプで生理が変わる

才 そうやってだんだん市販のナプキンとさよならする。すると何が起きるかというと……。

み はい。

才 まず月経血がきれいになったという声をよく聞きます。

み わたし、そうなりました。

才 そして、生理が短くな

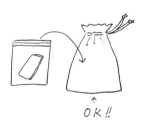

④わたしもお風呂入ったときに桶などに浸けておきますが、月経血が落ちてすぐに洗えるからとても楽です

る人も多いです。

み 短くなりました！　わたしだいたい3〜4日で終わります。

才 もう1日あったらいいのにって淋しくなりませんか？

み あはは（笑）。

才 そして周期も一定になってくる。今まで乱れていた人が、毎月満月の日のタイミングで来るようになったり。

み なんか自慢話みたいになっちゃうんですけど、わたしもだいたい満月ぴったりに生理が来ます。

才 おもしろいよね。月を味方にしたって感じで。そうすると今度いつ生理が来るかなって考えなくても、夜空を見るとわかるようになるかもしれない。それと

もうひとつ、排卵日がわかるようになったりもします。鼠径部（そけいぶ）のあたりがチクッとしたことない？

み あります。あと、排卵日の日は……大声でこんな話をするのははばかられますが、すごくエロティックな気持ちになることがあって。「あ！　排卵日だからなんだ！」って気づいて、おもしろかったです。

才 ね。野性というか、本来の自然なものに対して感度がすごくよくなるんだと思います。

み たのしいですよね。

才 変化を実感すること、もう一つありますよ。

み なんでしょう？

才 においなんです。市販のナプキンを使っていたときのにおいとは、全然ちが

うという方がたくさんいます。わたしたちはからだの外に出たもので自分のからだがわかるんですよ。病院や学校で検便や検尿をしたことがあるでしょう？　以前、月経血が、魚が腐ったようないやなにおいがするっていう方がいらっしゃいました。それが、スナフを使ってから、「においが変わった」っていったの。

み　どんなにおいになったんですか？

オ　「あかちゃんのような、なつかしいにおいになった」って。ああ、よかった！　と思いましたね。

み　においで自己判定できるんですね。

オ　だって犬なんて、絶えず自分やほかの犬の排泄物のにおいを嗅いでますよ。クンクンって。においは大事です。誰にもいわなくていいから（笑）。

み　こんなに大事なことをこれまで何も知らなかったんだなって、春光さんにお会いして思うことがたくさんありました。生理も毎月気が重かったのが本当にたのしみになって。生理はからだの浄化をしてくれるといいますし、生理を変えることから子宮をきれいにしようって思えるようになりました。

オ　ディスカバー自分、じゃないかな。本当の充実した人生ね。自分を主人公にするときには、本当に子宮からですよ。子宮を大切にすることは地球を大切にすることにもつながるんですよ。わたしね、過度のきれい好

きや潔癖症の人が、実は地球を汚しているのでは？って思っているの。石油由来の洗剤、デオドラント剤、消臭剤……etc. みんな地球を汚すものです。

み 本当にそうかも……。ふだん市販のナプキンを使っている方も、一度ぜひ、布をあてるここちよさと楽さを体感してほしいですね。生理痛がよくなったという話もたくさん聞きますし、自分のからだを大事にするっていうことがからだでわかると思います。最初は紙ナプキンの上からのスタートでいいから、ぜひトライしてほしい。**生理日がたのしくなりますから！**

才 スナフはライナーとしても毎日使えて便利。夏は汗とり、冬はマスクしてると暖かいように、冷えから女性を守ってくれる心強い味方です。

布ナプキンと月経血コントロールについてもうすこし

生理が楽しくなるといえば、2017年の現在も、わたしは、この才田春光さん考案の「スナフ」をメインにして布ナプキン生活を楽しんでいます。通常は、スナフだけ。とても多い日は、市販されている布ナプキン（わたしは、「メイド・イン・アース」のオーガニックコットンの布ナプキンを愛用しています）を「スナフ」の下に敷いたり、スナフの間に挟んだりして工夫をしています。

月経血コントロールは、あまり変化がありません。やれる範囲でやっているという感じ。ただ、つい先日、「もう少し練習してみようかな！」と思うできごとがありました。といいますのも、「月経血コントロールを完全に実行できている女性Oさん」に会ってしまったからなのです。「完全に実行できている」というのは、布ナプキンすら使っていない状態、ということ。Oさんは、すべての経血をトイレで出せるそうです。この女性は、子どもの頃から、からだとよくお話していたそう。今でも、看護師さんというお仕事柄もあり、からだといつも対話する生活を送っていらっしゃいます。排泄などがあると、臓器に感謝したり……。肌もピカピカ、元気そのもの！という印象の方でした。

個人差はあると思いますが、なんだか希望が湧いてくるエピソードでした。

Oさんにもう少しくわしい経緯など、お話をうかがいましたので、ぜひシェアさせてください。

Oさんの
月経血コントロール＆
ノーナプキン生活

「月経血コントロールについては、まさに『おもしろそう』→『やってみよう』→『やってみる』→『やれた〜』という感じです。
2014年の夏に、才田春光さんのお話会に参加した時に、同じく参加されていた方に、スナフをすすめられて、まず買ってみました。自宅に帰り、その時に持っていた紙ナプキンはすべて捨てました。次の生理から使用をはじめ、とってもよい感触でした！
その2週間後、出血がありました。もともと生理は28日周期でしたので、びっくりしましたが、なぜかそれほど気にならず、そのまま様子をみました。結果1日で出血は終わり。今振り返ると、毒だしのひとつだったかもしれません（布ナプキンをはじめる1か月ほど前に冷えとり靴下を履きはじめていたことも関係していると思います）。その年の暮れに、生理が満月の日に来るようになりました。
その後も、布ナプキンを使っていくと、生理が3日間くらいで終わるようになりました。ある日、ナプキンがまったく汚れなくなったことに気づき、これはナプキンなしをやってみたいぞ！　と思いつき、からださんに『やってみたいのだけど、いけるかしら？』と尋ねましたら、『やれる！』とのお返事でしたので、昨年の春頃から布ナプキンもなしにすることにしたんです。
ちなみにわたしは、毎年、1年間に3つ、今までしたことがないことをしてみると決めていて、2016年チャレンジのひとつに、ノーナプキンを挙げたのです（ち

なみに、あとの2つは、人生初スキーをすることと、ヨガを習いはじめることでした)。
ノーナプキン生活を続けていると、少し下着に経血がついてしまうことはありますが、基本、すべてトイレで出しています。不意に大笑いすることがあり、ちょっぴり出てしまったこともありましたが、まぁ出てもよし！ と思っています。オナラを出す時が、かなりのチャレンジです(笑)！
いつも、からだとお話していますが、生理の時は特に、『子宮ちゃん、卵巣ちゃん、卵管ちゃん、膣さん、ありがとう！ また生理が来てくれることうれしいよ。大事にするからね』とトイレに行くたびに言い、『わ〜出てない！ さすが優秀！ またよろしく』などなど話しかけています(自然とそんな感情がわいてくるのです)。
生理中は、2、3時間に一度くらいはトイレに行くようにしています。また、仕事もお休みしたりします。
なお、昨年の秋頃からは、新月の頃、生理が来るようになりました。この変化についても、からだとお話を重ねていて、なかなかおもしろいです！
あと今は、生理の時だけでなく、おりものもトイレで出し、その様子もしっかり見て、『今排卵期なのね、排卵が終わり、また次のサイクルにからだが備えているのね』と実感でき、その都度からだに感謝の気持ちが溢れてきます。
もう、からだにありがとうございます！ と言わない日がないくらい感謝の毎日です。昨日は足の裏くんから、『最近食べ過ぎだよ！』と言われてしまいました(笑)」(談)

「はづき数秘術©」創始者
はづき虹映さん

数の世界、とりわけ自分の誕生数を知って、
どれだけ楽になったことか!
どうして楽になったか。
自分への理解が深まったから!
過去、現在、未来の自分の課題までわかる
はづき虹映さんの数秘術の魅力、
これからのあたらしい時代について、
さらにはその先の進化について、
お話をうかがってきました。

【はづき・こうえい】
兵庫県生まれ。経営コンサルティング業、インターネット通販業などを手掛けつつ、作家として「スピリチュアル」「占い」「自己啓発」などの分野を中心に精力的に執筆活動に励んでいる。『お金に愛される魔法のお財布』(永岡書店)、『2週間で一生が変わる魔法の言葉』(きこ書房)など、数多くのベストセラーを生み出し、著作の累計は70冊、200万部を超えている。
はづき虹映オフィシャルサイト　hazuki-kouei.com
はづき虹映ブログ　ameblo.jp/hazuki-kouei

服部（以下み） 数にはいろんな意味が込められていると思うのですが、数秘術ってそもそもどのようなものなんですか？

はづきさん（以下は） 数秘術の源流は基本的にひとつです。古代ギリシャの数学者ピタゴラスが、紀元前6世紀ごろに体系化したといわれています。

み はづきさんの「はづき数秘術」もピタゴラスがまとめたカバラ数秘術①をベースにしているそうですね。

は ええ。そもそもカバラ数秘術は、ユダヤ人の精神的ベース、生きかたの指針になっているといわれています。しかも、ユダヤ民族が世界で生き残っていくための秘儀で、アメリカなどでも、ごく一部のセレブだけが活用しているそうです。でも、もう今は、そういう秘儀が開示される時代になったんだと思っています。

み 本当にそう！ カバラ以外にもあちこちで秘儀が解放されてきていると感じます。

は わたしはそれを、日本人である自分がやっていることに、意味があると思うのです。ユダヤ人が秘儀を開示するのでは、内部暴露になるでしょう？ もともと、ユダヤと日本は「同根」といわれています。そこで、日本人が独自の視点で解釈してオープンにすることがポイントだと思っているんです。わたしはまずこの「はづき数秘術」を日本中に広めて、あたりまえのものにしたいのです。誕生数

①カバラ
233ページ参照

を求めるのに使う西暦の生年月日は、もともと西洋の表記で、世界共通ですから、やがて世界にも広がるといいなと思っています。

み わたしは自分の誕生数を知ることで、自分自身への理解がものすごく進んで、心底ラクになったんです。「だからこういうことをしてきたのか」「あの人と問題が起こった理由はこれか」と、パーッと目の前の霧が晴れたようでした。

は わたしも同じでしたよ。最初にカバラの数秘術の話を聞いたとき、「なるほど!」と思って、カバラの勉強をはじめたんです。でも、「生命の樹」②などを読み解くうちに、難解でさっぱりわからなくなっちゃって……。だから、いかにわかりやすく伝えていくかということを試行錯誤した結果、「はづき数秘術」が生まれました。

み へえ、すごい! 今や、わたしなんてすっかり数字オタクなんですよ(笑)。部屋の号数から銀行口座、カレンダーの数字まで、「意味がありそう」と、つい計算してしまう(笑)。

は わかります! それぞれの数にも、1桁ずつ足した数にも、意味があります。たとえば、12日生まれの「3」の人と21日生まれの「3」の人では、もつエネルギーが違うんです。先頭の数字の意味が強く出るので、12日生まれは「やんちゃな男の子」、21日は「シャイな女の子」、そんなイメージです。

②「生命の樹」
カバラの叡智に基づき、人間の意識や大宇宙の構造を1本の樹で示した図

み おもしろい！ はづきさんの本を読んで電話番号を1桁ずつ足してみたのですが、会社と携帯の数字が同じで！ 買い物をしてもすかさずお釣りを計算して、「今日はこういう日かも」とか、もうたのしくて（笑）。

は そうなりますよね（笑）。でも、あまりとらわれすぎずにたのしめるといいですね。僕は運命数が7なので、買い物の合計額が「777」になったりすると、「ヨッシャ！」となります（笑）。

み わかります！！

は 数字はひとつひとつに独自の意味があるので、どういうメッセージを携えているかわかると、より深く解釈できますよ。

数字は人生のヒントになる

み あと、「はづき数秘術」では3つの数、「宿命数（過去）」、「運命数（現在）」、「使命数（未来）」があってそれもおもしろいと思いました（下図参照）。

は はい。これらは、たまたまではなくて、それぞれに意味があるんです。まず宿命数（過去）は、生まれた日にちを1桁ずつ足した

パーソナルナンバー（誕生数）の計算方法

生年月日をひと桁ずつ足し、2桁になったらもう一度足し、ひと桁の数にします。
合計が11、22、33になった場合は、その数字があなたのナンバーです

1978年10月28日生まれの人の場合

● 宿命数／過去は、生まれた日
2+8=10→1+0=1

● 運命数／現在は、西暦の誕生年月日
1+9+7+8+1+0+2+8
=36→3+6=9

● 使命数／未来は、生まれた月日
1+0+2+8=11

数です。日にちは、あかちゃんが生まれてくるとき、あかちゃん自らの意図で決められる日で、前世の影響が強く出ます。おかあさんはラクになりたいから早く生みたいのですが、あかちゃんは生まれる準備ができていないと出てこなかったりしますよね。2〜3日、予定日から遅れたり、逆に早く生まれたり。1日の差で数字は変わりますから、その違いは大きい。そして、基本的に生まれる日は自分で選んで、自分の意図が入っているから、自分が生まれた日の数字を好きな人は多いですね。

み 運命数（現在）は、242〜244ページで紹介している西暦で明記した生年月日を1桁ずつ足した数、ですよね。

は はい。生年月日は、祖先から子孫まで全部の要素を含んだもの。その年代におとうさんとおかあさんがセックスをしないと、子どもは生まれてこないでしょう？ つまり、過去から未来までを統合したものが生年月日に組み込まれているんです。

み 「今」ということですね。

は 自分の「今」なんだけど、自分の意図だけじゃなくて、祖先・両親・子孫の意図まで組み込まれているものが生年月日なんです。ひとつの運命をあずけられているようなものですね。

み なるほど。では使命数（未来）は？

は 使命数（未来）は、生まれた月と日を1桁ずつ足

した数字です。月日は、両親にとても関係があります。おとうさんとおかあさんが十月十日前に愛の営みをしてくれないと、あかちゃんは生まれないわけで、あかちゃん自身の思いではどうにもならない。ですから、ご両親の思いが一番影響するのが月日を足して出てくる使命数＝未来の数字です。

み それ、わたし「8」なんです。「8」は現実の豊かさを享受することが課題のひとつで、だいぶ克服してきたのですが、難しいなと感じることが多いです。

は しかも、しばしば両親が同じ数字をもっていたりするんですよね。自分の思いを子どもに託そうとするんでしょうね。でも、たいていの子どもは反発するから、どちらかと言えば、苦手分野になる。

み なるほどーっ!! わたしの父も「8」。そういえば、父の仕事を自分がやると考えると、「うわー、ちょっと遠慮したい」という感じです（笑）。わたしにはレベルが高すぎると感じる。

人生の波は
9年周期でめぐる

は 服部さんは9年周期の運気のサイクルをご存じですか？

み はい。このサイクルがわかっていると、自分が今どんな状態なのかがわかり、参考になりますよね。「今、わたしは安定の年だから、こういう状態だな」とか（236ページ参照）。

は はい。数秘術のいいところは、1年ごとに運気が上がったり下がったりするので、数年間悪い波が続くということがないんです。上がっているとき、下がっているとき、それぞれにそれなりの対応をしましょうというだけ。それがわかっていると、今はちょっと苦しくても来年をたのしみにがんばろうって思いますよね。

み わたしはこの波については数年前に知り、自分が生まれてからの年表をつくって各年の数を割り出し、さらに、どんな年にどんなできごとがあったかを書き出してみたんです。すると、「この年に失恋した」「この年に学校に入った」「この年に引っ越した」など、節目の出来事がちゃんと数字に表れていて納得しました。

は それはいいことをしましたね！ ポイントは「1」と「9」の年です。「1」の年は、自分では気づいていなくてもあたらしいことをはじめていることが多いのですが、その意味をわかったうえで目標を設定すると、その後の9年間は、その方向に向かって自然に進んでいきます。

み へえーっ！ では、「9」の年はどうしたらいいですか？

は 「9」の年は区切りの年なので、いったん終わりです。「8」の年で成功しているので、そのまま進みたくなりますが、執着しないで手放すと、次の「1」の年にあたらしい動きが生

まれ、大きな波に乗ることができます。注意点は、1月1日から新年の波動になるわけではなく、誕生日で切り替わるということ。服部さんは、12月生まれですから、それまではまだ前年の波動なんです。ただ、社会の波動の影響もあって、12月生まれの人は前倒しになるので、服部さんの今年の波動は、9月、10月くらいからはじまります。

21世紀は調和の時代

み そういえば、はづきさんがご著書『癒しの数字』で書かれていた、1の男性性の時代から2の女性性の時代へ変わった話もおもしろかったです！

は 簡単にいうと、「1」という数字は男性性の象徴。年号の頭にずっと「1」がついていた20世紀は、いわば男の時代でした。「1」の次にくる「2」は、女性性の象徴なんです。ですから、1000年代から2000年代に変わったことは、男性の時代から女性の時代へ、千年に一度の大転換をしたことになります。さらに「はづき数秘術」で見ると、2007年まではまだ「1」の時代の名残があって、本当の意味では、2008年が女性の年の幕開けです。

み 『マーマーマガジン』は2008年に創刊したんです。それ以前にも、目に見える世界と目に見えない世界を一緒にした本をつくろうとしたのですが、当時はなかなかうまくいかなくて。

まだ時機ではなかったんですね。なるほど、という感じです。

は まさに、2008年から2016年が「2」の年の最初の9年間で、みんなが時代の変化に気づいていきます。「2」が意味する調和・統合の時代にどんどんなっていきます。ビジネスでも、いわゆるwin-winでやっているところはどんどん大きくなっています。逆に、「1」の時代の競争原理のままで突っ走ろうとしているところはうまくいかないでしょう。

み 同じ土地、同じ時代に生きているのに、あたらしい時代の波に乗れる人と、今までのやりかたにしがみついている人がいる——パラレルワールドみたいになってきているなと、最近、とても強く思います。

は それが「アセンション（次元上昇）」と呼ばれるものです。

み アセンションということばは前から知っていたん

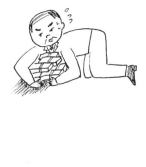
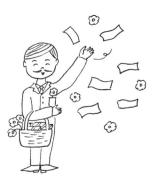

ですが、最近ようやく「こういうことなのかも」と感じるようになってきていて。同じものを見ても、見方が前と変わってきて……。
は 現実の世界に物質的に存在はしていても、もう、どうがんばっても会えない人とは会えなくなっているようなんです。逆に次元が変わった人どうしは集まりやすくもなっています。似た者どうしがすっと会うようになっている。これがアセンションの時代の特徴なんですね。
み そうですか！ 確かに会いたい人とは前よりはやく会えたり、シンクロニシティもすごく多いです。実際、『マーマーマガジン』の読者さんたちからのはがきもシンクロが増えたという内容がとても多くて。
は いやー、『マーマーマガジン』を拝見して、びっくりしたんですよ。こういう内容が、しかもファッションといっしょに雑誌に載る時代になったんだなあって。

自由は進化のバロメーター

み 「あたらしい時代」ということでいうと、家族のかたちはどうなりますか？
は 家族のかたちは大きくかわります。今、未婚率が高くなって、核家族も増えていますが、それが社会的にもっとフォローされていく時代になっていくと思います。2000年代になって、「2」、つまり女性性が優位な時代になったのですが、

「2の時代」は血のつながりだけを重視する時代ではなくなると思います。血のつながりがあるからこそ今自分の肉体があり、おとうさんおかあさんに感謝するわけですが、「家族だから特別」という発想をしている限りは、本当の問題解決には至らないのではないかと思うんです。

み　家族という枠組みを超えていかなくてはいけないということでしょうか。

は　「家族さえよければ」という発想って、実は、エゴがふくらんでいるだけなんですよね。そこの部分をブレイクしていけるかどうか。仲間とか絆とか血のつながりだけではないところの関係が、これからのあたらしい時代には、どんどん増えていくと思います。

み　結婚のかたちも変わっていきそうですね。

は　ええ。かたちにこだわらなくなると思います。籍を入れる・入れないにこだわる必要がない時代です。しかも、おかあさんの子育てをフォローするのはおとうさんだけではなく、社会全体になっていくんじゃな

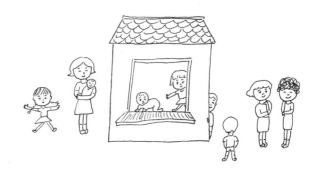

いかと思います。

み あかちゃんをみんなで大事にするような社会になるんですね。

は おとうさんって、自分の肉体から子どもがうまれたわけじゃないから、正直、自分の子なのかは本当にわからないものなんですよ。でも、毎日一緒に暮らすようになるから自分の子どもになるんです。そう考えると、子どもって、誰の子でも関係ないんですよね。たとえばシェアハウスに住んで、身近にたくさん子どもがいれば、みんな自分の子どもとしてみるようになるんじゃないでしょうか。

み 「1」から「2」の時代、つまり、男性性優位の時代から、女性性優位の時代になって、この「2の時代」に生きている男性たちはとっても勇敢だと聞いたことがあるんですが。

は 「1の時代」は、男性は弱さをみせてはいけない時代だったけれど、これからは弱さを認める勇気をもてるかどうかだと思いますよ。自分の弱さを認めるともっとバランスが取れてくると思います。これまでの

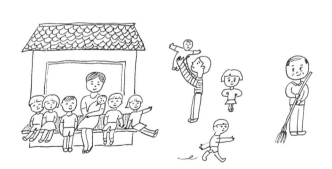

仕組みは、「男性社会」のものだったので女性の方々は男性社会で女性性を隠して男化していますが、これからは、無理なく、「子どももいるし、仕事もする」という女性が増えてくると思います。バランスの取れた社会になっていくんですね。家族の形ももっと緩やかになって、自由度が上がると思います。

み 結婚や恋愛のかたちも自由になっていきそうですね。

は はい。レベルの差はあるけれど、同性愛とか事実婚とか、どんどん自由な方向になっていくでしょうね。

み あたらしくなった先に自由がある、と。

は 進化するというのは自由度が上がるということなんです。自由かどうかというのは進化のバロメーターなんです。意識が変わると制度が変わりますよね。制度というのはどんなときでも、あとなんです。どうやって意識を進化させるか、アセンションに貢献できるか。わたしは数字というものを通して、みなさんの意識を変えていけたらと思って、この仕事をしているんです。

み すごくすてきです。

「恐れ」から「愛」へ

み さて、2000年代になてから、特に2011年というのは、本当に大きな変革の年だったと思います。あの震災から数年たった今でも、天変地異や原発事故な

どをこわがっている方も多いと思いますが。

は この9年間で「2」の時代の方向性がわかると思いますが、2012年は最初の9年周期の折り返し地点なんです。意識レベルでは時代が変わりはじめましたが、東日本大震災で、さらにみんなが変化に気づかざるをえなくなりましたよね。ですから2012年は、「恐れ」で生きていくのか、「愛」で生きていくのかという選択を、それぞれがはっきりする年だったんです。

み よくわかります。恐怖心を捨てないと次の時代の段階に進めないと思うのですが、つい恐怖心から行動してしまう人は、どうしたらいいですか？

は アプローチのひとつは、呪文です。自分が発することばですね。わたしたちはことばから一番影響を受けます。恐怖でいっぱいでもいいから、気持ちのよいことばを使うようにするのが効率的です。負荷が掛からない上、効果がありますよ。

み ちなみに2013年〜2016年はどうなっていくとお考えですか？ 2000年代に入って最初の9年周期の終わりが2016年ですよね？

は その通りです。2012年の折り返し地点を過ぎて、2013年以降はさらに「愛」と「恐れ」の二極化が進むことでしょう。「愛」を選択すれば「愛」の世界が現実化し、「恐れ」を選択すると「恐れ」の世界が

現実化します。その選択は全て、自分次第。完全に自己責任の時代になっていくと思います。

み　今日は漠然と思っていたことを、全部答え合わせしていただいた気分でうれしいです！

は　まずは自分の数字を知ることからですね。人生の宝物がきっと眠っているはずですよ。

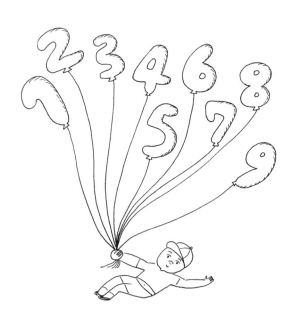

文庫版特別付録
2017年のイヤーメッセージ
はづき虹映

**2017年は、
あらたな9年周期のはじまり、
「発展・スタート」の年。
自らの明確な意図を
宇宙に放つ
「選択・決断」のタイミング!**

「はづき数秘術」で診ると、2017年は「1:発展」の年。1〜9の9年周期で巡る運気の波のスタート、はじまりの年です。

年号のアタマに「1」がついていた千年周期を終え、年号のアタマに「2」がつく千年周期がすでにはじまっています。
「1」は、「トップ・1番・競争」など、男性性を象徴する数字。
「2」は、「受容・調和・サポート」など、女性性を象徴します。
2017年からはじまる9年周期は、「2」の時代に入って、2番目にあたる9年周期。否が応でも「2」のエネルギーが社会全体に強く影響することは避けられません。

2017年の社会の流れは、大きく二極化していくことになるでしょう。シンプルにいえば、「うまくいく人」と「うまくいかない人」との明暗がくっきり分かれてしまう。「アセンション(次元上昇)」する人と「ディセンション(次元下降)」する人。「統合する人」と「分離する人」など、すべての人がどちらかに振り分

けられてしまう。そんな一年になる可能性が大です。

その中で、2017年の運気の波にのるコツは、ズバリ！
意識的な「選択と決断」です。
自分の意志を明確にして、自分がこれから行きたい方向、味わってみたい未来の姿、夢やビジョンをはっきり描き、「わたしはそこに行く！」と声に出して、宇宙に宣言すること。それが今年、2017年の波にのるために、「あなたがすべき」、最も大事なことになります。

2017年の運気を樹木の成長にたとえると、まさに「種をまく」時。
あたらしい9年周期のスタートである2017年は、今年、まいた種がこれから9年の方向性を決める大事な時期です。そのためにも、8年後、9年後の未来にどんな実を収穫したいのかを明確にしておくこと。どんなふうになっていたいのか、どういう人生を送りたいのかをはっきりさせて、その理想の未来に相応しい種をまいておくことが、今年最大のテーマです。

2017年は、「1」の男性の時代の象徴であった「競争、優劣、力による支配」の時代が終わりを告げ、「2」の女性の時代が、本格的にスタートする年です。
女性が社会の中心となり、本格的に活躍し始める、「調和、受容、分かち合い」の時代がはじまります。

しかし、その流れは今年から8年、9年かけて徐々に移行していくことなので、2017年だけですべてが変わるワケではありません。

むしろ古い時代のやり方を守ろうとする旧勢力の勢いが、増してくるように見えるかもしれませんが、そのネガティブな流れに惑わされないこと。
2017年はシンプルに二者択一。安定を求めて、今までの古い自分にしがみつこうとするのか、それとも新たな時代の流れにのるために、自ら積極的に変化しようとするのかが、大きな分かれ目となるのです。
「迷ったら、迷わず、楽しい道へ行け！」あなたが自分の手で、輝かしい未来を創造する時。まさに今ここ、2017年がそのスタートです！
さあ、このあたらしく生まれ変わる時、古い自分という殻を脱ぎ捨てて、輝かしい未来に向けて、希望の種をまいていきましょう。

『書くほど夢がかなう！　魔法の手帳2017』
はづき虹映＝著　永岡書店＝刊より抜粋・要約

自由な自分に
なっていくときに
起こりうる10のリスト

自由な自分になっていくって
どんな感覚？
もちろん、ひとそれぞれの
感じ方があるはず！
ここでは、わたしが
「自由な自分になったかも」
と思うときに起こる
感覚や体験を紹介するよ。
「絶対こう！」というのではなく
（自由じゃなさすぎる／笑）
ひとつの目安に
してみてくださいね。

1 シンクロニシティが増える
数字のぞろ目をよく見るようになる、電話しようと思っていたら相手から電話がある、などなど。「シンクロ」は、こころ、からだ、たましいの調和が取れてきたサインみたいです

2 ものごとがスムーズに動く
ものごとの流れがスムーズになっていくはず。もちろん問題は起こるかもしれません。でも解決が早くなります。前に比べて「じりじり」と「ある思い」を長引かせなくなります。「流れ」全体も早くなります

3 問題の核心に早く気づける
問題が目の前に現れても、問題の核心や、その「本当の理由」に気づけるようになります。問題の表面の部分に一喜一憂する自分ではなく、問題の本質を立体的に、有機的に捉えられます

4 感謝する気持ちが続く
感謝する気持ちが増えてきたら、自分が自由になってきたサインかも。まわりの人、環境、自然など、さまざまなことに感謝できるように。もちろん先に感謝するようにするのも自由への近道ですね

5 不安や心配が減る
「自由とはこころの状態である」とは、インドの哲学者・クリシュナムルティのことばですが、自由とは環境や外部の状態を指すのではありません。対象を「どう見るか」で、不安や心配はどんどん減っていくはず

6. 笑うことが増える
単純によく笑うようになるはずで

す。自然と微笑んでいることも増えていく。笑いというのは、軽やかで、その場を自由にします。もちろん、先に笑うようにするのも、自由への高速道路に乗ったのも同然です

7 決めつけなくなる
自由になってくると、「あれが正しい／これがまちがっている」とジャッジをしなくなります。すでに目に見えているものは「結果」なのです。それよりその結果をつくった「原因」＝自分のほうに注目するようになるはず

8 うつくしい部分に着目できる
どんなものにも、その背景には「純粋性」が隠されているのだとか。自由な自分になってくると、ものごとの本質にある「うつくしい部分」に目が自然といくようになります

9 幸福感が増す
外側の条件に関わらずしあわせ、という自分になっていきます。「ただ、こうしてここにいるのがしあわせ」という自分です。幸福な自分は、ただそこにいるだけで、まわりの人をしあわせにする力をもちます

10「自分」の居心地がよくなる
「自分自身であること」が前よりも楽になったり、たのしくなったりします。心地よくなる、というイメージです。あるがままの自分を受け入れられるようになるからです

この本を読みながら、また、さまざまな知恵を実践しながら――もちろん、すばらしい知恵は世界中にあって、自分に合うすてきな知恵なら、どんなものでもいいと思います！――ときどき、このチェックリストを開いてみてください。
もちろん、このチェックリストにあてはまらない感覚や状況も、いっぱい現れてくるはずです。特徴は、「なんだかたのしい」「なんだか愉快」「なんだか軽い」、そんな感じ……。
自由にいたる道って、古今東西、さまざまな人が探った道なんだと思います。そう簡単に完成もしない。つまり、一生かけて、探っていくようなことなんですよね。
というわけで、きまじめは禁物！あせらず、マイペースに、自分らしくたのしんでみてくださいね。

あとがき

たとえ、八方ふさがりに見えるようなときでも、かならずや、出口はあります。どんなに不自由だなあと思っているときでも、自由になる道は残されているのです。本当です。

そのための知恵が、今あちこちで、人々に知られ、気づかれ、広がっているようです。自分に合う本物の知恵なら、どんな知恵だってよいのです。わたしが出合ったのは、こういう知恵だったよ、と、その紹介と体験を書いたのがこの本です。わたしにとって「本物だなあ」と思うものばかりご紹介しました。何かのヒントになったら、こんなにうれしいことはありません。

自由になると、いたるところに隠れている愛の存在に気づきます。愛と通じるようになります。自分が愛でいっぱいになってきます。満たされてきます。すると次に、誰かに愛を配れるようになるみたい。誰にも似ていない、自分らしいやり方で——。

今、愛が、たくさんの人と自然にとって必要みたいです。たくさんの人が、自由になる時代に入ったようです。
おもしろい時代です。たいへんなこともいっぱいあるけれど、友らよ、存分にたのしもうよ！　そんな気分でいっぱいです。

この本に関わったみなさまおひとりおひとりのお名前をここに書いて、お礼を申し上げたいのですが、紙数が足りなくなりました。とりわけ、加藤俊朗さん、才田春光さん、蜂屋佑樹さん、はづき虹映さん、ありがとうございました。今回ご紹介させていただいた知恵を生み出し、支えているすべてのみなさんにこころから感謝します。また、日々、わたしを支えてくれているすべてのみなさん、いつもおもしろいことを思いついてくれるデザイナーの中島基文さん、プッと吹き出すような愛らしいイラストを描いてくださった平松モモコさん、そして、ご自身の体験と照らし合わせながら原稿を読み、粘り強く支えてくだった単行本版の編集担当者である野田りえさんに、こころからお礼を申し上げます。最後に、読者のみなさんにも、山盛りいっぱいの感謝の気持ちを送ります！　愛をこの本にのせて――。

またお目にかかりましょうね。その日をたのしみに。
あたらしい時代の予感がする初夏に
2013年　著者

文庫版　あとがきにかえて

みなさん、文庫版の『自由な自分になる本』、いかがでしたか？

「まえがき」でも書かせていただきましたが、時代はどんどん自由になる方向に向かっています。
（一方では真逆の世界もどんどん広がっているように見えるかもしれません……）

とにかく、自分のベクトル、周波数（ラジオみたいにネ！）をどこに合わせるかで、自由度がまったく違ってくるという感じ……。さあ、どの世界に自分の周波数を合わせていきましょうか！

もし、今、もっと自由になりたい、と思うならば、今の自分よりも「あたらしい」と感じるもの、「自由だな」と思うものに、先に触れるのも手です。相手の周波数の中に、自分を浸すようなイメージで。

そういったことに伴い、古いものが、どっと出てきて、一瞬、つらいことが起こったり、たじろいだりすることもあるかもしれません。でも、闇も、「悪い」と思っているものも、しんどいことも、つらいこと、悲しいことも、とにかく、出してしまえばおしまいです。注目して、解放したら、さよならするだけです。

一見元気そうに振る舞っていても、溜め込んでいる状態は自分にも周りにも「重い」のです。
(そういう、「一見元気そう」がもう利かなくなった時代になってきたともいえそうです)

暗がりで溜まっていた埃も、光にぱあっと照らされたら、見つけやすくなりますよね。その埃は払ってしまったらおしまい。埃を見ること、捨てることを、どうぞ、恐れないで……。

最後に、文庫版に際し、情熱をもって取り組んでくださった筑摩書房の井口かおりさん、また解説文を書いてくださった、写真家の川島小鳥さんにも、こころから御礼を申し上げます。「みれいよ、ますます書けよ」と叱咤激励していただいた気持ちです。ありがとうございます。
そして何より、この本を読んでくださったみなさま、ありがとうございました。より自由になった自分自身を、どうぞ、存分に、たのしんでくださいね。

想像を超える幸福とともに。至福の中で
2017年　著者

解説 **みれいちゃん**

川島小鳥

こんにちは。写真家の川島小鳥と申しますッ。この度この本『自由な自分になる本 増補版 SELF CLEANING BOOK2』の解説を承りまして、非常に光栄に思います。

服部みれいさんと僕の出会いは、みれいさんが作っていた旧『マーマーマガジン』との出会いにさかのぼります。薄くてかわいいジンのような不思議なマーマーを友人にすすめられて読み始めた2009年頃、カヒミ・カリィさんやフジコ・ヘミングさんが出てる面白い雑誌、という認識でいたころ、そしてかつてのみれいさんと同じくスピリチュアルアレルギーだったあのころ……小雨降る表参道を歩いていました。足元はコンバース、雨がしみこんで冷たい、心も冷たかった……と思います。突然、「マーマーマガジンに出てた冷えとりソックスというものを買ってみよう!」というひらめきに突き動かされて、すぐそばにあったお店でソックスを発見して購入してみました。帰って靴下をはいた時の安心感は今でも忘れられません。マーマーで冷えとりの図などを改めて読んでわかったようなわかっていないような状態だけど、心がホッとして、これはいいーー、

と思いました。それから今日まで冷えとりを続けているので、自分に合っていたのだと思います。変化は、まず、夏と冬が大嫌いで、この2つの季節がなくなってもいいと思っていたくらいだったのですが（笑）（エアコンは必須）、両方好き、というのが大げさならば、全然大丈夫になりました。足寒頭熱→頭寒足熱になったおかげだと思います。『未来ちゃん』という写真集を作っている時に通っていた佐渡島では、昔ながらの茅葺き屋根の日本住宅に居候しており、冬は雪が降り積もり、部屋の中が外より寒いのでは??！　というくらいなのですが、靴下重ねばき＋湯たんぽでしのげたし、あれほど嫌いで何も考えることができなかった夏を好きになった結果、年中常夏の場所に行きたい！　と思って台湾に通い始め、結果3年かけて『明星』という写真集を作ることになりました。台湾ではみんなビーサンの中、靴下重ねばきは不思議がられたり、ぽこっとしててかわいい靴下だね！　と言われたり、スーツケースの3分の1が靴下ということで有名になったり……。

話を戻すと、その頃から、冷えとりをはじめこの本にも出

てくる、呼吸法、弓田ごはん、ホ・オポノポノ、数秘術、などなど、みれいさんが紹介してくれるものは布ナプキン以外全て試してみるという、ズブズブのマーマーボオイになっていったわけですが。20代後半のあの頃、自分の欲望や夢を持て余し、人間関係でボロボロになったり、いろんなことが不安で怖すぎたあの頃、みれいさんとマーマーに出会っていなかったらどうなっていたんだろう？　というくらい、みれいさんの著書やブログに助けられてきました。僕の周りのマーマーガアルやボオイたちも然り、日本中にみれいさんの紹介してくれる知恵によって強くしなやかに、優しくたのしく変わっていった人たちがたくさんいることは容易に想像できちゃいます。

たまに街を歩いていてふと疲れていたり不安そうな顔をした女性を見ると、がんばれーというか、少しでも心安らかに今日1日をあの人が過ごせますように、と少しだけ祈りの気持ちになることがある。これからはますます女性性の時代で、現代社会で女性たちがそれぞれの居場所を見つけ、自信を持って毎日を楽しく生きていってほしいと思う。お

母さんも女子中学生も彼氏持ちもご無沙汰も、ギャルもヤンキーも、みんなそれぞれにすばらしくあってほしいと思う。みれいさんはずっと女性の味方で、10年も前からすべての女性の中に眠っている輝きを出せるようにずっと応援してきて、それもジメジメ慰め風でもなくビシバシ叱咤激励風でもなく、本当にその人が自立できるようにそれをやったから、実は命からがらであったと思うし、すごい勇敢な革命家なんだと思います。

女子たちのビッグママ時代をひと段落されて、最近の『あたらしい移住日記』（大和書房＝刊）で、みれいさんは作家になりました。みれいさん、というより服部みれい、という呼び名がしっくりくる感じがします。またさらにいろんなものをかなぐり捨てて自由な自分になったみれいさん。その勇気と文学への献身に、僕も奮い立たされるものがあります。美人で聡明＋ユーモアっていいですよね。1ファンとして、これからの服部みれいが楽しみですッ！

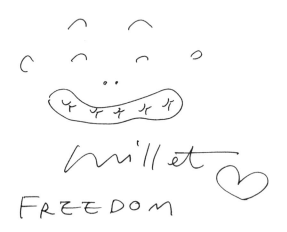

服部みれい（はっとりみれい）

文筆家、『murmur magazine（マーマーマガジン）』編集長、詩人。冷えとりグッズを扱う「マーマーなブックス アンド ソックス」(mmbs)（murmur-books-socks.com）主宰。育児雑誌の編集者を経て、ファッション誌のライティング、書籍などの編集、執筆を行う。2008年に『murmur magazine』を創刊。あたらしい時代を生きるためのホリスティックな知恵を厳選して発信。代替医療に関する書籍の企画・編集も多数手がける。著書に、『あたらしい自分になる本　増補版　SELF CLEANING BOOK』（ちくま文庫）、『わたしの中の自然に目覚めて生きるのです』（筑摩書房＝刊）、『わたしが輝くオージャスの秘密』（蓮村誠監修、ちくま文庫）、『なにかいいこと』（PHP文庫）、『あたらしい移住日記』『わたしのヒント』『あたらしい結婚日記』『あたらしい東京日記』（大和書房＝刊）、『わたしらしく働く！』（マガジンハウス＝刊）、『あたらしい食のABC』（WAVE出版＝刊）、『服部みれい詩集　だからもう　はい、すきですという』（ナナロク社＝刊）、『恋愛呼吸』（加藤俊朗さんとの共著　中央公論新社＝刊）などがある。2016年に『マーマーマガジン』を詩とインタビューの雑誌『まぁまぁマガジン』にリニューアル。

服部みれいHP☞hattorimirei.com
エムエム・ブックスHP☞murmurmagazine.com

本書は、2013年7月、『SELF CLEANING BOOK2 自由な自分になる本』の書名でアスペクトから刊行された単行本を編集し、書き下ろしを加えたものです。

「もう一度 食べものと食べかたの話」(96ページ〜)、「布ナプキンと月経血コントロール」(317ページ〜)、「2017年のイヤーメッセージ」(335ページ〜)、「解説」(344ページ〜)等は書き下ろしです。

絵本ジョン・レノンセンス	ジョン・レノン 片岡義男/加藤直訳	ビートルズの天才詩人によるミニストーリーと絵。言葉遊び、ユーモア、風刺に満ちたファンタジー。原文付。序文=P・マッカートニー
体　癖	野口晴哉	整体的な体の見方、「体癖」とは？ 人間の体をその構造や感受性の方向によって、12種類に分けてそれぞれの個性を活かす方法とは？〔加藤尚宏〕
半農半Xという生き方【決定版】	塩見直紀	農業をやりつつ好きなことをする「半農半X」を提唱した画期的な本。就職以外の生き方、転職、移住後の生き方として。帯文=藻谷浩介（山崎亮）
ゴッチ語録 決定版	後藤正文	ロックバンドASIAN KUNG-FU GENERATIONのフロントマンが綴る音楽のこと。大幅加筆。コメント=谷口鮪（KANA-BOON）。対談=宮藤官九郎他。
大正時代の身の上相談	カタログハウス編	他人の悩みはいつの世も蜜の味。大正時代の新聞紙上で129人が相談した、深刻な悩みが時代を映し出す。帯文=村上龍
減速して自由に生きる	髙坂勝	自分の時間もなく働く人生よりも自分の店を持ち人と交流したいと開店。具体的なコツと、独立した生き方。一章分加筆。帯文=村上龍
たましいの場所	早川義夫	「恋をしていいのだ。今を歌っていくのだ。心を揺るがす本質的な言葉。文庫用に最終章を追加。帯文=宮藤官九郎。オマージュエッセイ=七尾旅人
女子の古本屋	岡崎武志	女性店主の個性的な古書店が増えています。カフェを併設したり雑貨も置くなど、独自の品揃えで注目の各店を紹介。追加取材して文庫化。（近代ナリコ）
既にそこにあるもの	大竹伸朗	画家、大竹伸朗「作品への得体の知れない衝動」を伝える20年間のエッセイ。文庫では新作を含む木版画、未発表エッセイ多数収録。（森山大道）
多摩川飲み下り	大竹聡	始点は奥多摩、終点は川崎。多摩川に沿って歩き下っては、飲み屋で飲んだり、川原でツマミと缶チューハイ。28回にわたる大冒険。（高野秀行）

あたらしい自分になる本 増補版	服部みれい	著者の代表作。心と体が生まれ変わる知恵の数々。文庫化にあたり新たな知恵を追加。冷えとり、アーユルヴェーダ、ホ・オポノポノetc.
わたしが輝くオージャスの秘密	服部みれい監修	インドの健康法アーユルヴェーダでオージャスとは生命エネルギーのこと。オージャスを増やして元気で魅力的な自分になろう。モテる！願いが叶う！
自然のレッスン	北山耕平	自分の生活の中に自然を蘇らせる、心と体と食べ物のレッスン。自分の生き方を見つめ直すための詩的な言葉たち。帯文＝服部みれい
地球のレッスン	北山耕平	地球とともに生きるためのハートと魂のレッスン。そして、食べ物について知っておくべきこと。長崎訓子。推薦＝二階堂和美
詩ってなんだろう	谷川俊太郎	谷川さんはどう考えているのだろう。その道筋にそって詩を集め、選び、配列し、詩とは何かを考えるおおもとを示しました。絵＝広瀬裕子
茨木のり子集 言の葉（全3冊）	茨木のり子	しなやかに凜と生きた詩人の歩みを、詩とエッセイで編んだ自選作品集。単行本未収録の作品なども収め、魅力の全貌をコンパクトに纏める。
不思議の国のアリス	ルイス・キャロル 柳瀬尚紀訳	おなじみキャロルの傑作。子どもむけにおもねらず、ことばと遊びを含んだ、透明感のある原文の雰囲気そのままに日本語に翻訳。
「赤毛のアン」ノート	高柳佐知子	アンの部屋の様子、グリーン・ゲイブルズの自然、アヴォンリーの地図など、アン心酔の著者がカラー絵と文章で紹介。書き下ろしを増補しての文庫化。（楠田枝里子）
甘い蜜の部屋	森茉莉	天使の美貌、無意識の媚態。薔薇の蜜で男たちを溺れ死なせて少女モイラと父親の濃密な愛の部屋。稀有なロマネスク。（矢川澄子）
クマのプーさんエチケット・ブック	A・A・ミルン 高橋早苗訳	『クマのプーさん』の名場面とともに、プーが教えるマナーとは？思わず吹き出してしまいそうな可愛らしい教えたっぷりの本。（浅生ハルミン）

ちくま文庫

二〇一七年三月十日　第一刷発行

自由な自分になる本　増補版
SELF CLEANING BOOK2

著　者　服部みれい（はっとり・みれい）
発行者　山野浩一
発行所　株式会社　筑摩書房
　　　　東京都台東区蔵前二—五—三　〒一一一—八七五五
　　　　振替〇〇一六〇—八—四一二三三
装幀者　安野光雅
印刷所　中央精版印刷株式会社
製本所　中央精版印刷株式会社

乱丁・落丁本の場合は、左記宛にご送付下さい。
送料小社負担でお取り替えいたします。
ご注文・お問い合わせも左記へお願いします。
筑摩書房サービスセンター
埼玉県さいたま市北区櫛引町二—六〇四　〒三三一—八五〇七
電話番号　〇四八—六五一—〇五三一

© MIREI HATTORI 2017 Printed in Japan
ISBN978-4-480-43430-2 C0195